dtv

Dem Prinzen Yan ist der große Weise Tschuang Tse schon lange ein Dorn im Auge. Dessen Thesen und Reden erscheinen ihm aufrührerisch und gefährlich. Und so beauftragt er seinen Soldaten Min Teng, den Philosophen umzubringen.
Der junge Soldat ist überrascht, dass der alte Mann keine Angst vor dem Sterben hat, und tief beeindruckt. Ihm kommen Zweifel an seinem Auftrag und sogar an dem Leben, das er bisher geführt hat. Da er aber nicht unverrichteter Dinge im Prinzenpalast erscheinen kann, entschließen sich die beiden Männer gemeinsam zur Flucht …
Ein fesselnder und inspirierender Roman, der zum Nachdenken über das eigene Leben anregt.

Hans Kruppa, 1952 in Marl geboren, lebt als freier Schriftsteller in Bremen. Seine Gedichte und Aphorismen, Märchen, Erzählungen und Romane haben eine Gesamtauflage in Millionenhöhe erreicht und wurden in mehrere Sprachen übersetzt. Für sein schriftstellerisches Werk wurde Hans Kruppa mit dem Otto-Mainzer-Preis ausgezeichnet. Mehr unter: www.hans-kruppa.de

HANS KRUPPA

DAS GESCHENK DER STERNE

Roman

道

Mit Illustrationen
von Catherine Ducloux

dtv

Ausführliche Informationen über
unsere Autoren und Bücher
www.dtv.de

Von Hans Kruppa
ist bei dtv außerdem erschienen:
Valentina sucht das Glück (21478 und 25390)

MIX
Papier aus verantwortungsvollen Quellen
FSC® C083411

Erstveröffentlichung: München 2010
Umschlaggestaltung: Katharina Netolitzky
Satz: Fotosatz Amann nach einer Vorlage von der
Verlagsgruppe Random House GmbH
Gesetzt aus der Janson-Antiqua 11/15
Druck und Bindung: CPi – Ebner & Spiegel, Ulm
Gedruckt auf säurefreiem, chlorfrei gebleichtem Papier
Printed in Germany · ISBN 978-3-423-21761-3

Inhaltsverzeichnis

Erster Teil

Zweiter Teil

Dritter Teil

Vierter Teil

Fünfter Teil

PERSONEN

Tschuang Tse – bedeutender Weiser und ein Mann des Tao

Min Teng – tritt in Tschuang Tses Leben, um es zu beenden

Yan – Prinz von Sung, skrupelloser Tyrann

Feng – Hauptmann der Palastwache des Prinzen Yan

Huang Sun – Freund Tschuang Tses

Tan Yong – Soldat in den Diensten von Prinz Yan

Han Ting – ist ein Mann des Tao, ohne es zu wissen

Kun Liang – Heilkundiger in He Jing und Freund Tschuang Tses

Yu Lin – anmutige junge Frau mit einer besonderen Gabe

Lao Tse – legendärer Weiser, der in seinem Buch weiterlebt

Hong Wang – reicher Großkaufmann, der nicht alles kaufen kann

Mo Tschen – Gastwirt in Mang Wu, Schwager von Kun Liang

ERSTER TEIL

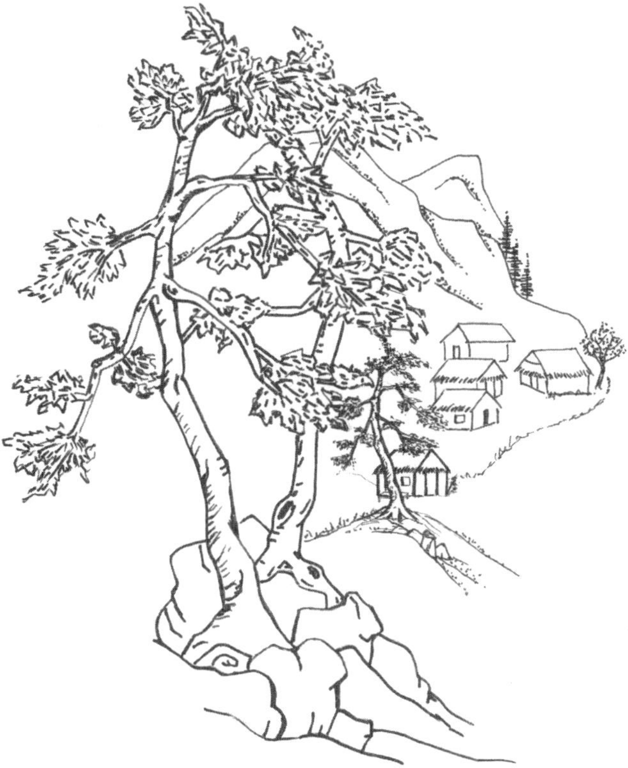

UNVERHOFFTER BESUCH

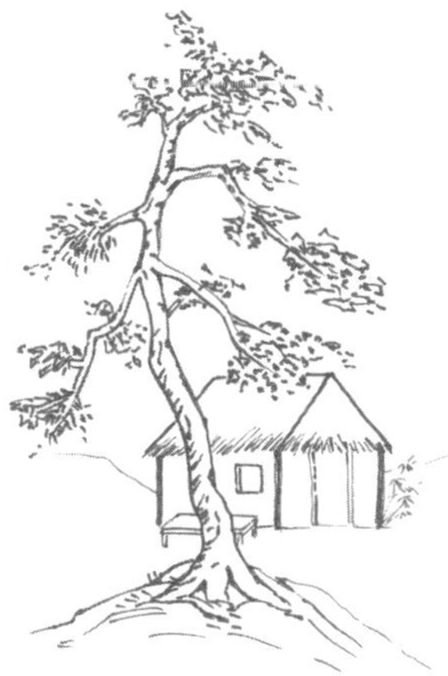

Als Tschuang Tse um die Mittagszeit von einem Spaziergang zurückkehrte, wartete ein junger Mann vor seinem Haus, verneigte sich höflich und fragte: »Bist du Tschuang Tse?«

»Ja, der bin ich.«

»Mein Name ist Min Teng. Ich habe eine Nachricht für dich.«

»Laß uns hineingehen«, erwiderte Tschuang Tse.

Der junge Mann folgte ihm ins Innere seines kleinen Hauses, schloß die Tür hinter sich und sagte: »Es ist keine gute Nachricht. Du wirst jetzt sterben!«

Min Teng zückte seinen Dolch, doch etwas hinderte ihn daran, den todbringenden Stoß auszuführen. War es die Verblüffung darüber, daß Tschuang Tse nicht die geringste Furcht vor dem Sterben zeigte? Nicht eine Spur von Angst war in seinem Blick. Er sah Min Teng mit einer Gelassenheit an, die ihn maßlos verwirrte.

Je länger Min Teng in Tschuang Tses Augen sah, desto deutlicher wurde ihm bewußt, daß er ihn nicht töten konnte, ohne zuvor herauszufinden, warum er sich nicht vor dem Sterben fürchtete. Außerdem hatte ein Mann, der mit solchem Gleichmut der Zerstörung seines Lebens entgegensah, eine Aufklärung über den Grund seines Todes verdient. Min Teng senkte langsam den zum Dolchstoß erhobenen Arm.

»Wollen wir uns nicht setzen? Meine Beine sind etwas müde von meinem Spaziergang.«

Min Tengs Verwunderung über Tschuang Tses Sorglosigkeit wuchs. Hatte der Mann, den viele für einen bedeutenden Weisen hielten, seinen Verstand verloren?

Unwillkürlich streifte Min Tengs Blick über die karge Einrichtung des Raumes. Tschuang Tse lebte in Armut. Nur das Allernötigste war in dem kleinen Haus vorhanden und von den Spuren langen Gebrauchs gezeichnet. Seine abgetragene Kleidung hatte kleinere Löcher und Risse, seine Schuhe waren mit Schnüren zusammengebunden, damit sie nicht auseinanderfielen.

Die Tötung des schlanken, fast schmächtigen Mannes, der in Lumpen herumlief und sich gerade so unbekümmert auf einem der beiden zerschlissenen Sitzkissen niederließ, als hätte er die Lage der Dinge überhaupt nicht verstanden, würde ein Kinderspiel sein. Tschuang Tse war nicht mehr der Jüngste und trug keine Waffe am Körper, mit der er sich hätte verteidigen können. Er strahlte mit allen Fasern seines Wesens aus, daß er kein Kämpfer war. Von diesem seltsamen Mann ging nicht die geringste Gefahr aus, er wirkte wehrlos und arglos wie ein Kind. Ohne daß Min Teng hätte sagen können warum, störte ihn die Leichtigkeit, mit der sich Tschuang Tses Leben vernichten ließ.

»Hast du keine Angst vor dem Tod?« fragte Min Teng, schob seinen Dolch in die Scheide zurück und setzte sich auf das andere Strohkissen.

»Warum sollte ich?«

»Alle Menschen fürchten den Tod!«

»Nur diejenigen, die nicht wissen, daß er nicht zu fürchten ist. Warum willst du mich töten?«

»Hauptmann Feng, der Führer der Palastwache des Prinzen Yan, gab mir den Befehl dazu. Prinz Yan hält dich für einen gefährlichen Mann, dessen Gedanken und Worte die Menschen im Land in geistige Verwirrung stürzen könnten.«

Tschuang Tse lachte auf. »Sie sind bereits so verwirrt, daß es unmöglich wäre, sie in noch größere Verwirrung zu stürzen!«

»Du lachst im Angesicht deines Todes?«

»Ich lache, weil ich etwas Lustiges gehört habe.«

»Deine Furchtlosigkeit beeindruckt mich.«

»An dir kann ich bislang nichts Beeindruckendes entdecken.«

»Ich bin nicht hier, um dich zu beeindrucken.«

»Darf ich dir eine Schale Wasser anbieten?« fragte Tschuang Tse und stand auf.

Während Min Teng noch darüber nachdachte, ob es recht war, Wasser von einem Mann anzunehmen, den er gleich erdolchen würde, hatte Tschuang Tse einen Krug mit Wasser und zwei Schalen auf den Tisch gestellt und sich wieder auf dem Sitzkissen niedergelassen.

Min Teng goß Wasser in eine der beiden Schalen. »Genieße dieses Wasser! Es wird dein letztes sein.«

»Ich frage dich, Min Teng: Ist es nicht verwunderlich, daß ein mächtiger, reicher Mann wie Yan, der Prinz von Sung, einen machtlosen, armen Mann wie mich so sehr fürchtet, daß er meinen Tod will?«

»Es steht mir nicht zu, die Beweggründe des Prinzen in Frage zu stellen. Du bist ein Schädling, denn dein Denken vergiftet den gesunden Menschenverstand, auch wenn manche dich für einen Dichter halten, sogar für einen Weisen. Trinke dein Wasser, Tschuang Tse!«

Tschuang Tse nahm die Schale und stellte sie vor Min Teng auf den Tisch. »Trink du es! Oder fürchtest du, daß es vergiftet ist?«

Min Teng widerstand dem Drang, erneut seinen Dolch zu ziehen. Warum zögerte er, den Befehl des Prinzen von Sung auszuführen? Sicherlich war es Tschuang Tses Furchtlosigkeit, die ihn nach wie vor beeindruckte, aber mehr noch war es das Verlangen zu erfahren, was der Grund dieser Todesverachtung war. Er saß keinem gebrechlichen Greis gegenüber, der ohnehin bald sterben würde, sondern einem Mann im Herbst seines Lebens, der heiter und zufrieden wirkte, offensichtlich bei bester Gesundheit war und sich noch viele Jahre seines Daseins erfreuen konnte.

DIE AUSKUNFT DES TOTENSCHÄDELS

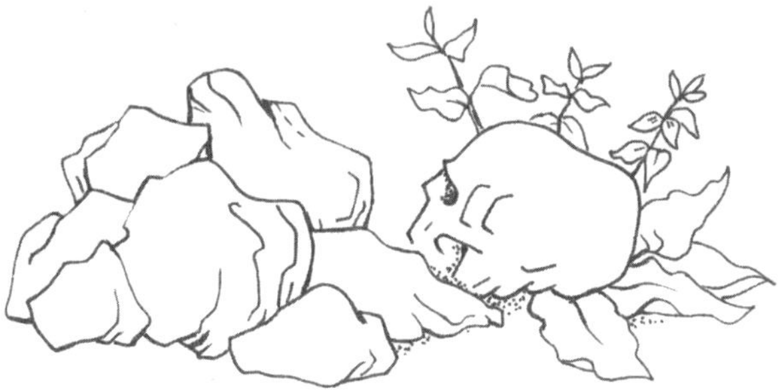

»Warum ist deiner Ansicht nach der Tod nicht zu fürchten, obwohl fast alle Menschen Angst vor ihm haben?« fragte Min Teng.

»Sie fürchten ihn, weil sie ihn nicht kennen.«

»Du kennst ihn auch nicht, Tschuang Tse. Aber du wirst ihn gleich kennenlernen! Danach wirst du mir allerdings nicht mehr sagen können, ob er wirklich nicht zu fürchten ist.«

»Min Teng, wie kannst du wissen, ob die Furcht vor dem Tod nicht der Furcht eines Kindes gleicht, das glaubt, ins Ungewisse, ins Unbekannte zu gehen, ohne zu wissen, daß es sich in Wahrheit auf dem Heimweg befindet? Ein Mädchen, Tochter armer Eltern, wurde gegen seinen Willen an den Hof eines Königs geholt und weinte deshalb bittere Tränen. Als es jedoch im Palast des Königs lebte, mit ihm das weiche Lager teilte und das üppige Mahl an seiner Tafel genoß, bereute es seine Tränen bald. Ich frage dich, Min Teng: Wie kannst du wissen, daß die Toten nicht auch bereuen, einst mit allen Fasern ihres Wesens am Leben gehangen zu haben?«

»Ich weiß es nicht. Niemand weiß es. Auch du nicht, Tschuang Tse!«

»Wie kannst du das wissen? Du bist nicht ich.«

»Weil du ein Mensch bist, und kein Mensch weiß, was nach dem Tod sein wird.«

»Und wenn ich es weiß, obwohl ich ein Mensch bin?«

»Wie solltest du es wissen können?«

»Die Einsicht ist zu mir gekommen, ohne daß ich sie gesucht habe. Alles wahre Wissen kommt auf diese Weise. Der Tod ist nicht etwas, das wir fürchten sollten.«

Min Teng fragte sich, ob es möglich war, daß ein Mensch mehr vom Tod wissen konnte als die anderen.

»Vor vielen Jahren unternahm ich eine Wanderung«, erzählte Tschuang Tse. »Ich wandere gern ziellos umher, weil dies die beste Art ist, ans Ziel zu kommen. Dabei fand ich einen Totenschädel, der von der Witterung gezeichnet war, aber seine Form bewahrt hatte. Ich berührte ihn mit meinem Wanderstab und fragte: ›Warst du einmal ein allzu Gieriger, dessen Maßlosigkeit dich hierher gebracht hat? Oder ein Verräter, der mit dem Beil hingerichtet wurde? Warst du ein gemeiner Schurke, der Schande über seine Familie gebracht hat? Vielleicht ein Bettler, der durch Hunger und Kälte umkam? Oder bist du ganz einfach an Altersschwäche gestorben?‹

Ich nahm den Schädel auf meine Wanderung mit und legte ihn später, als ich müde wurde, wie ein Kissen unter meinen Kopf. Im Traum erschien mir der Totenschädel und sagte: ›Du hast zu mir gesprochen wie ein Schwätzer. Alle deine Worte drückten nur die Sorgen der Lebenden aus. Im Tod aber gibt es nichts von alledem. Soll ich dir etwas vom Tod erzählen?‹

Ich bat ihn darum, und er sagte: ›Im Tod gibt es kein Oben und kein Unten, keinen Herrscher und keinen Knecht. Es gibt keine Zeit und auch keinen Raum. Das Glück eines Königs auf seinem Thron ist gering im Vergleich zum Glück der Toten.‹

Ich glaubte dem Totenschädel nicht und fragte ihn: ›Wenn ich das Schicksal lenken würde und deinen Körper zu neuem Leben erwecken könnte, dir wieder Fleisch und Knochen, Haut und Muskeln, Familie und Freunde geben würde, wärst du darüber nicht erfreut?‹

Der Schädel starrte mich aus seinen Augenhöhlen an und antwortete: ›Warum sollte ich mein himmlisches Glück aufgeben, um wieder alle Mühen, Sorgen und Leiden der Menschenwelt auf mich zu nehmen?‹

Nach dieser Antwort erwachte ich aus meinem Traum und wußte, daß ich das Ziel meiner Wanderung erreicht hatte. Denn ein Toter hatte mir etwas Wesentliches über den Tod erzählt.«

Min Teng schüttelte unwillig den Kopf. »Ich habe auch schon seltsame Träume gehabt, aber ich wäre nie auf den Gedanken gekommen, ihnen eine wirkliche Bedeutung zuzumessen.«

»Das wundert mich nicht, denn du bist ein Handlanger des Prinzen von Sung, der bekanntlich ein gewissenloser Schurke ist. Wie kann man von einem Menschen wie dir erwarten, daß er die Weisheit versteht, die uns durch unsere Träume geschenkt wird?«

Erneut mußte Min Teng dem Drang widerstehen, den Dolch zu ziehen und Tschuang Tse auf seine letzte Reise zu schicken. »Wenn du mich oder den Prinzen von Sung noch einmal beleidigst, werden dies deine letzten Worte gewesen sein!«

»Warum trägst du nicht die Uniform eines Soldaten, sondern die Kleidung eines Händlers?« fragte Tschuang Tse unbeeindruckt.

»Hauptmann Feng gab mir diese Kleidung als Tarnung, damit Prinz Yan auf keinen Fall in Zusammenhang mit deiner Tötung gebracht werden kann.«

»Wie respektvoll von Prinz Yan!« sagte Tschuang Tse spöttisch. »Er mißt mir offenbar eine so große Bedeutung zu, daß er den Zorn des Volkes fürchtet, falls es erfährt, daß er den Befehl zu meiner Ermordung gegeben hat.«

In diesem Augenblick klopfte es an der Haustür.

»Herein!« rief Tschuang Tse, und ein Mann betrat das Zimmer, der in Min Tengs Alter war. Im Gegensatz zu Tschuang Tse war er kräftig gebaut, mit einem Dolch bewaffnet und strahlte Wehrhaftigkeit aus. Über seiner linken Schulter trug er einen Bogen und einen Köcher mit einigen Pfeilen.

Der Besucher neigte höflich den Kopf und sagte zu

Tschuang Tse: »Ich bin auf dem Weg in den Wald, um einen Hasen zu erlegen. Als ich an deinem Haus vorbeikam, verspürte ich Lust, bei dir hineinzuschauen. Aber ich habe das Gefühl, daß ich störe.«

»Ich freue mich, dich zu sehen, Huang Sun!« erwiderte Tschuang Tse. »Hoffentlich hast du heute mehr Glück bei der Hasenjagd als beim letzten Mal! Leider bin ich ganz in das Gespräch mit meinem Freund Min Teng vertieft, den ich auf einer meiner Reisen kennengelernt habe. Wir haben uns noch manches Wichtige zu erzählen, und er muß schon bald weiterziehen. Könntest du auf dem Rückweg ins Dorf noch einmal vorbeikommen?«

Huang Sun bekundete sein Einverständnis mit einem Kopfnicken, verbeugte sich und zog sich aus Tschuang Tses Haus zurück.

»Wer war das?« fragte Min Teng.

»Ein Freund.«

»Warum hast du ihn nicht um Hilfe gebeten?«

»Warum hätte ich es tun sollen?«

»Um dein Leben zu retten!«

»Hätte ich Huang Sun die Wahrheit gesagt, wäre er auf dich losgegangen, um dich zu töten. Und du hättest versucht, ihn zu töten. Huang Sun ist ein hervorragender Kämpfer. Auch du bist sicherlich gut ausgebildet in der Kampfkunst. Einer von euch hätte bei diesem Kampf sein Leben verloren, und das wollte ich verhindern.«

»Ich verstehe, daß du das Leben deines Freundes schützen möchtest, aber warum das Leben deines Mörders? Entweder bist du nicht mehr ganz bei Verstand, oder mein Verstand reicht nicht aus, um deine Beweggründe zu erfassen.«

»Meine Beweggründe wurzeln im Tao, und der Verstand als solcher reicht nicht aus, um das Tao zu erfassen«, antwortete Tschuang Tse. »Der Verstand ist von Natur aus zielgerichtet; er folgt immer einer Absicht, und deshalb steht er nicht in Einklang mit dem Tao und kann das ewig Wahre nicht entdecken. Ich will dir eine kleine Geschichte erzählen: Der Gelbe Kaiser verlor auf einer Reise seine Zauberperle. Er sandte Wissen aus, um sie zu suchen, aber Wissen fand sie nicht. Er sandte Scharfsinn aus, aber Scharfsinn fand sie ebenfalls nicht. Nun sandte er Logik aus, um die Zauberperle zu suchen, aber auch Logik hatte keinen Erfolg. Er schickte Geduld aus, und Geduld ließ sich mit ihrer Suche sehr viel Zeit, doch dann kehrte auch sie mit leeren Händen zum Gelben Kaiser zurück. Schließlich schickte er Absichtslos aus, und Absichtslos fand die Zauberperle und brachte sie dem Gelben Kaiser. Das verwunderte ihn, und vielleicht hat er etwas daraus gelernt. Doch das ist unwahrscheinlich, denn ein Herrscher ist so weit vom Tao entfernt wie ein Ziegenbock vom Gesang.«

DER ATEM ALLEN LEBENS

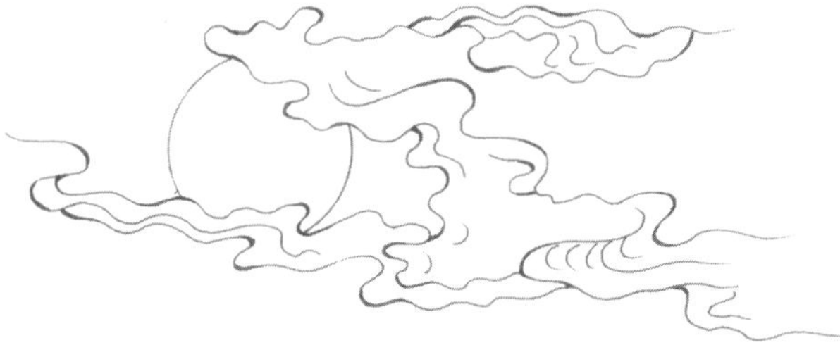

»Ich habe schon öfter vom Tao gehört, doch niemand konnte mir bislang seine Bedeutung erklären«, sagte Min Teng. »Auch deine Worte haben mich nicht klüger gemacht!«

»Wenn ich dir sage, das Tao ist der höchste Sinn und die tiefste Wahrheit, der wahre Weg und die größte Kraft, sind das nur Worte, die dir nicht weiterhelfen. Wenn ich dir sage, daß sich mit Worten nicht erklären läßt, was das Tao ist, sind auch das nur Worte, die dir nicht weiterhelfen. Das Tao ist jenseits aller Worte und aller Dinge. Es ist die Quelle allen Lebens. Wohin kein Wort reicht, dort ist das Tao.«

»Warum gibt es ein Wort für etwas, das mit Worten nicht erklärt werden kann?« fragte Min Teng.

»Warum soll es kein Wort für etwas Unerklärliches geben? Das Tao erklärt sich selbst, Min Teng, wenn wir eins mit ihm sind. Wenn wir im Nichtstun aufgehen, in absichtsloser Stille, im Erleben von Gleichklang und Ruhe, wenn wir das Gefühl für die Zeit verlieren und uns in der Grenzenlosigkeit des Augenblicks treiben lassen wie Wolken am Himmel, können wir das Tao erleben und es im Erleben verstehen. Dann erkennen wir, daß die Kraft, die Welken und Vergehen bewirkt, selbst niemals welkt und vergeht. Dann begreifen wir, daß die Kraft, die den ewigen Wandel in der Welt bewirkt, sich selbst niemals wandelt.«

»Das Tao ist also unsterblich?«

»Ja, es war schon immer und wird immer sein. Es ist von ewiger Wirklichkeit und von unermeßlicher Kraft, doch es handelt niemals. Allem gibt und nimmt es Gestalt, doch es selbst ist gestaltlos. Alles ist von ihm abhängig, aber das Tao ruht unabhängig von allem in sich selbst. Es erzeugt und zerstört alle Dinge, wird selbst jedoch nie geboren, und keine Macht der Welt und des Himmels kann es vernichten.«

»Wenn das Tao niemals handelt, wie kann es dann allem Gestalt verleihen und entziehen, wie kann es Dinge erzeugen und zerstören?«

»Widersinnig klingt der Sinn im Zusammenspiel mit der Sprache. Widersinnig erscheint das Tao im Zusammenspiel mit dem Verstand, aus dem die Sprache hervorgeht. Das Tao selbst ist ohne Widerspruch, es trägt alle scheinbaren Gegensätze in sich, es umfaßt Hitze und Kälte, Höhe und Tiefe, es vereint Freude und Leid, Armut und Reichtum. Was dem Verstand als widersprüchlich erscheint, ist in Wahrheit eine vollkommene Einheit. Was ihm als widersinnig erscheint, ist in Wahrheit das Wesen des Sinns. Doch eher fliegt ein Ochse durch die Lüfte, als daß der Verstand das Tao versteht.«

»Wo ist das Tao zu finden?«

»Überall ist es zu finden, denn es durchdringt alles, jeden Menschen, jedes Tier, jede Pflanze, jeden Gegenstand. Es ist der Atem allen Lebens, und wie der Atem ist es unsichtbar. Selbst wenn wir eins mit ihm sind, können wir sein innerstes Geheimnis nicht ergründen. Alles Leben braucht das Tao, um bestehen zu können, doch das Tao besteht unabhängig von allem Leben.«

»Und du hast das Tao gefunden, Tschuang Tse?«

»Wir haben einander gefunden. Ich habe es gefunden, weil ich bereit war, es zu finden. Und es hat mich gefunden, weil ich bereit war, mich finden zu lassen. Dadurch habe ich mich auch selbst gefunden, denn das Tao ist mein wahres Selbst. Wer das Tao nicht kennt, kennt sich selbst nicht. Er geht durch sein Leben und durch diese Welt, ohne zu wissen, wer er ist. Und weil er nicht weiß, wer er ist, weiß er auch nicht, was er tut. Da die gewöhnlichen Menschen das Tao nicht kennen, ist ihr Leben von großer Verwirrung gekennzeichnet. Und weil sie die Seelenruhe nicht haben, die nur das Tao ihnen geben kann, treibt ihre Unruhe sie zu Handlungen an, die ihre Verstörtheit noch vergrößern. Betrachte nur Prinz Yan! Er hat dich zu mir geschickt, um mich zu töten, weil ich angeblich Verwirrung stifte, obwohl ich jenseits der allgemeinen Verwirrung lebe. Ist das nicht lustig?«

Tschuang Tse lachte.

»Stimmt es«, fragte Min Teng, »daß der König von Wei einmal zwei Boten mit Geschenken zu dir geschickt hat, um dich dazu zu bewegen, als Minister an seinen Hof zu kommen?«

»Ja, aber diesen Versuch hätte er sich sparen können. Ich habe ihm ausrichten lassen, ich wolle lieber als kleines Kälbchen im Hinterhof leben, als zum Tempelochsen zu werden, den man füttert und ziert, um ihn dann zu opfern. Tausend Goldstücke sind ein großer Gewinn, und die Stellung eines königlichen Ministers genießt höchstes Ansehen, aber meine Freiheit gebe ich für kein Gold und Ansehen der Welt her. Besser ein sorgloser Habenichts als ein von Sorgen geplagter, in häßliche Intrigenspiele verstrickter Minister. Die Staatsführung ist eine so große Schlammgrube, daß alle Schweine der Welt sie nicht auffüllen könnten. Wer sich dort hineinbegibt, lebt in einem Dreck, der durch seine Hautporen in sein Inneres dringt, bis er das Herz und die Seele erreicht und verdreckt. Wenn du Augen hättest, Min Teng, würdest du den Schmutz in dem Herzen und der Seele des Prinzen von Sung sehen, der dich zu mir geschickt hat, um dich in seinen Dreck zu reißen, um das Blut auf deine Hände zu ziehen, das an seinen schon unauslöschlich klebt.«

»Wie kannst du wissen, daß noch kein Blut an meinen Händen klebt?«

»Ich sehe es, wenn ich in deine Augen blicke. Du hast noch nie einen Menschen getötet, Min Teng! Ich sehe es auch, wenn ich die Augen schließe und in dein Herz blicke.«

Als Min Teng den nun mit geschlossenen Augen dasitzenden Tschuang Tse betrachtete, dachte er, daß jetzt der richtige Zeitpunkt gekommen sei, ihm das Leben zu rauben. Doch als er den Griff des Dolches spürte, zog er seine Hand zurück, denn es war ihm, als läge auf einmal ein Schleier von weißem, leicht flimmerndem Licht über Tschuang Tses ganzem Körper. Er rieb sich seine Augen, doch noch immer sahen sie dieses nie zuvor gesehene Licht.

»Warum willst du dich von dem Schurken Yan zu einem Mörder machen lassen?« fragte Tschuang Tse leise, ohne die Augen zu öffnen.

»Sagst du das, um dein Leben zu retten?«

Tschuang Tse öffnete wieder die Augen: »Ich sage es vor allem, um dein Leben zu retten! Mit der Last eines Mordes auf deinem Gewissen wirst du alles Gute und Schöne verlieren, was jetzt noch dein Leben bereichert. Du wirst das Gefühl bekommen, daß dein Leben nicht mehr lebenswert ist, aber du wirst an ihm hängen aus Angst vor dem Tod und weitere Morde für Prinz Yan verüben. Und schließlich wirst du zu einer seelenlosen Maschine, die wie ein Mensch aussieht. Als solche sollst du Prinz Yan nützlich sein bei seinem rast- und gewissenlosen Streben, seinen Herrschaftsbereich zu sichern und zu erweitern.«

Eine stürmische Neugeburt

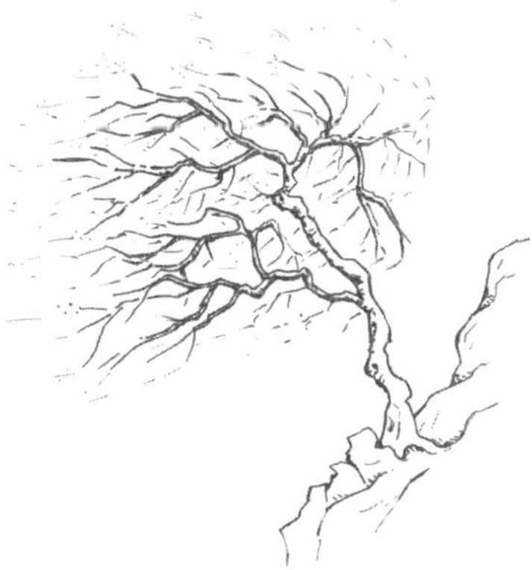

Unvermittelt stand Min Teng auf und ging unruhig im Zimmer auf und ab, von Wand zu Wand, als bräuchte er körperliche Bewegung, um sich Tschuang Tses Worten zu stellen, die ihn ergriffen hatten wie keine Worte zuvor. Und wie war das rätselhafte Licht um seinen Körper zu erklären, das inzwischen allerdings wieder verloschen war? Etwas in Min Teng ahnte die tiefe Wahrheit dessen, was Tschuang Tse zu ihm gesagt hatte, aber etwas anderes wehrte sich heftig dagegen und behauptete, daß ein Mann, der die Auskunft eines Totenschädels in seinem Traum für bare Münze nahm, nicht ernst zu nehmen war.

Und dann gab es noch etwas anderes in ihm, das sich weder auf die Seite seiner Ergriffenheit noch auf die Seite seiner Zweifel stellte. Es stand über beiden Seiten und beobachtete sie mit ebenso wachen wie gelassenen Augen. Im Gegensatz zu den beiden Seiten, die ein gemeinsames Ziel hatten, nämlich die Überwältigung der anderen Seite, besaß es keinen erkennbaren Willen. Es genügte ihm, einfach dazusein. Dieses geheimnisvolle Dritte, das Min Teng noch nie an sich erlebt hatte, strahlte große Ruhe aus, im Gegensatz zu seiner Ergriffenheit und seinen Zweifeln, die vor Erregung bebten. Während Min Teng wie ein gefangenes Tier in seinem Käfig auf und ab lief, hatte er das Gefühl, daß etwas in seinem Innersten auch in einem Käfig auf und ab lief, weil seine Sehnsucht nach Freiheit mit einem Schlag erwacht war.

»Ich habe Prinz Yan viel zu verdanken«, sagte Min Teng. »Schon mein Vater stand als Leutnant in seinen Diensten. Er kam vor drei Jahren bei der Niederschlagung eines Aufstandes ums Leben. In ihrer Verzweiflung darüber erkrankte meine Mutter schwer und starb bald darauf. Nach dem Tod meiner Eltern erschien mir mein Leben sinnlos, ich versank in tiefe Schwermut, die mir mehr und mehr das Leben aus dem Körper saugte. Hauptmann Feng, ein entfernter Verwandter meines Vaters, erfuhr von meinem Schicksal und ließ mich zu Prinz Yan bringen, der mich auf Fengs Empfehlung in seine Palastwache aufnahm und meinem Leben einen neuen Sinn schenkte. So half Prinz Yan mir, meine Trauer über den Tod meiner Eltern zu überwinden.«

»Ich glaube nicht, daß dies seine Absicht war.«

»Wie meinst du das?«

»Er hat dich nicht in seine Palastwache aufgenommen, um dir zu helfen, deine Trauer zu überwinden, sondern weil du ein kräftiger Bursche und guter Kämpfer bist, von dem er sich wirksamen Schutz verspricht. Wärst du ein schwacher, schmächtiger Mann, hätte er dich wieder nach Hause geschickt.«

»Das mag sein. Mein Vater hatte schon in meiner Kindheit angefangen, mich in einer geheimen Kampfkunst zu unterrichten.«

»Und nun bist du einer von Prinz Yans Palastwächtern! Das heißt, daß du dein Leben opfern würdest, um das Leben eines Schurken zu verteidigen. Könnte es sein, daß dein Leben vielleicht einem etwas höheren Sinn dienen sollte?«

Min Teng blieb auf der Stelle stehen, als hätte Tschuang Tses Frage seine Unruhe mit einem Schlag überwältigt, und blickte aus dem Fenster auf den verwilderten Garten, hinter dem sich die sanften grünen Hügel erstreckten, die das Dorf Mong umgaben wie ein schützender Wall. Eine Nachtigall in einem Ginkgo, dessen Äste sanft im Wind tanzten, sang ein Lied der Sorglosigkeit.

»Warum nennst du Prinz Yan einen Schurken?«

»Weil er dir befohlen hat, mich zu töten. Weil er anderen befohlen hat, andere zu töten. Weil er selbst ein Mörder ist. Weil er sein Gewissen und seine Seele verloren hat im Rausch der Machtbesessenheit.«

»Ein Fürst muß sich gegen seine Feinde wehren!«

»Es gibt unterschiedliche Arten, sich gegen seine

Feinde zu wehren«, sagte Tschuang Tse, »und es gibt unterschiedliche Arten von Herrschern. Nicht alle sind so verbrecherisch und gewissenlos wie Yan, manche erhalten sich einen Rest von Anstand, der ihnen sogar die Achtung ihrer Feinde einbringt. Prinz Yan wird nicht einmal von seinen Gefolgsleuten geachtet. Sie fürchten ihn, weil er ihnen an Herrschsucht, Heimtücke und Grausamkeit überlegen ist. Ihre Furcht vor ihm ist seine Macht über sie.«

Min Teng blickte auf Tschuang Tse hinunter und dachte, daß Prinz Yan recht hatte: Tschuang Tse war ein gefährlicher Mann, seine Gedanken und Worte wirkten verwirrend auf den Verstand! Er konnte aber auch Tschuang Tses Worten über Prinz Yan nicht widersprechen. Es war ein offenes Geheimnis, daß Yan seinen jüngeren Bruder im Schlaf erdolcht hatte, um sich vor dessen möglichen Machtansprüchen zu schützen. Er hatte allein in diesem Jahr schon Dutzende von Männern töten lassen, in denen er eine wirkliche oder mögliche Gefahr für seine Macht sah.

Min Teng hatte sich nie angemaßt, über Yans Wesen und sein Handeln, das sein Wesen zum Vorschein brachte, zu urteilen. Ein Fürst stehe über der Urteilsfähigkeit seiner Untertanen, hatte Yan einmal verkündet, und Min Teng hatte ihm geglaubt.

Tschuang Tse hatte diesen Glauben ins Wanken gebracht, und Min Teng verspürte Furcht davor, daß er fallen und zerbrechen würde, weil danach nichts mehr so sein würde, wie es einmal gewesen war. Es würde wie ein

Tod im Leben sein, und Min Teng klammerte sich an das Leben, das ihm zu entgleiten drohte.

Er zog seinen Dolch aus der Scheide und betrachtete ihn. Eine schnelle Bewegung des Armes, ein gezielter Wurf, und Tschuang Tse wäre tot.

»Ein hübscher Dolch«, hörte er Tschuang Tses Stimme, »mit einem reichverzierten Knauf. Ist es nicht seltsam, daß sehr viel Mühe darauf verwendet wurde, ausgerechnet so etwas Häßlichem wie einem Tötungswerkzeug einen Anschein von Schönheit zu verleihen?«

Tschuang Tse griff zum Krug, goß Wasser in seine Schale und nahm einen Schluck.

Min Teng steckte nach kurzem Zögern den Dolch in die Scheide an seinem Gürtel zurück und setzte sein ruheloses Umherlaufen im Zimmer fort. Die Verwirrung, in die Tschuang Tse ihn gestürzt hatte, brauste in ihm wie ein unverhofft aufgekommener, schnell wilder werdender Sturm, der die Stützpfeiler seines Denkens umzustürzen drohte. Er zerrte unerbittlich an seinen Überzeugungen, riß seine vermeintlich festen Ansichten mit sich fort wie Seidenfetzen, wirbelte seine Gefühle in alle Himmelsrichtungen, als wollte er die Ordnung in seinem Inneren ein für allemal zerstören. Seine Meinungen, seine Grundsätze, all das, was ihm als sicher und unverrückbar erschienen war, wurde von der Gewalt des Unwetters erfaßt, gebrochen und ins Nichts geschleudert. Obwohl er sich noch immer gegen den Sturm stemmte, um seiner Zerstörungswut Einhalt zu gebieten, wußte er, daß dieser Kampf bereits verloren war. Er hatte zu lange gezögert, Tschuang Tse zu töten, hatte ihm zu lange zugehört. Nun töteten Tschuang Tses Worte ihn. Seltsamerweise fühlte er keinen Haß, keine Wut auf den Mann, der das wilde Tosen in ihm entfacht hatte, das ihm den Tod im Leben brachte. Mit einer seltsamen Ruhe, die ihn mit Verwunderung erfüllte, beobachtete er, wie das Unwetter seinen Höhepunkt erreichte, keinen Stein auf dem anderen ließ, das Obere nach unten kehrte und unter den Trümmern, die es schuf, all das begrub, was er für sein Ich gehalten hatte.

Min Teng spürte, wie das gewaltige Tosen nachließ, als gäbe es nun nichts mehr in ihm, was sich noch zu vernichten lohnte. Er betrachtete das ganze Ausmaß seiner inneren Zerstörung mit einer Gelassenheit, die ihn erstaunte. Warum war er nicht entsetzt, verzweifelt, zornig? Warum empfand er keine Trauer über seine erlittenen Verluste? Warum hatte er keine Angst mehr davor, daß nichts mehr so sein würde, wie es gewesen war? Hatte der Sturm ihm auch seinen Verstand entrissen?

Schließlich wurde es ganz still in ihm, so still wie nie zuvor.

»Ich bin gestorben«, sagte er.

»Damit du neu geboren wirst«, erwiderte Tschuang Tse.

»Ich habe mich verloren.«

»Damit du dich findest.«

»Ich weiß nicht mehr, wer ich bin.«

»Damit du erkennst, wer du sein sollst.«

KEIN STAUB FÄLLT AUF DAS TAO

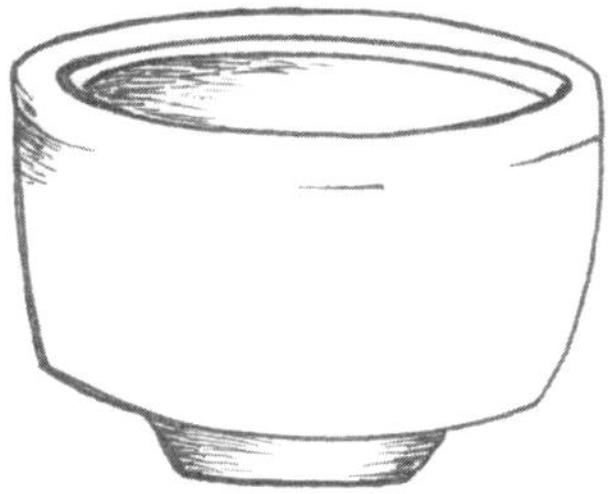

Min Teng wurde bewußt, daß er am ganzen Körper zitterte. Wie aus weiter Ferne hörte er Tschuang Tses leise Stimme: »Setz dich zu mir!«

Willenlos folgte er der Aufforderung, ließ sich auf dem Sitzkissen nieder und griff zu der Wasserschale, die Tschuang Tse ihm reichte.

»Da das Tao überall ist, ist es auch in diesem Wasser. Wenn du das Wasser trinkst, nimmst du auch das Tao in dich auf. Trinke es so, als hättest du noch nie Wasser getrunken! Tue alles so, als tätest du es zum ersten Mal! Das Leben besteht zu einem großen Teil aus sich täglich wiederholenden Handlungen, und mit jeder Wiederholung legt sich eine dünne Staubschicht auf die Dinge. Mit den Jahren wird sie immer dicker, bis die Dinge unter ihr verschwinden. So sieht man schließlich alles, ohne es noch zu sehen. So fühlt man alles, ohne es noch zu fühlen. So erlebt man alles, ohne es noch zu erleben. Wer verhindern will, daß der Staub der Gewohnheit alle Dinge seines Lebens überdeckt, muß diese Dinge so sehen, fühlen und erleben, als sähe, fühlte und erlebte er sie zum ersten Mal. So bleibt er in Verbindung zum Tao, denn kein Staub fällt auf das Tao.«

Min Teng nahm die Schale entgegen, und als er das Wasser trank, war ihm tatsächlich so, als hätte er noch nie etwas so Klares und Frisches getrunken. Min Tengs Zittern legte sich, als hätte das Wasser eine beruhigende Kraft in seinen Körper geleitet. Verwundert stellte er die Schale auf den Tisch zurück.

Er fühlte sich wie ein Wanderer, der nicht nur vom Weg abgekommen war, sondern auch das Ziel seiner Wanderung vergessen hatte. Etwas war mit ihm geschehen, das nie hätte geschehen dürfen. Und doch war es gut, daß es geschehen war.

»Wohin soll ich nun gehen?« fragte er.

Tschuang Tse lächelte. »Gehe immer dorthin, wohin das Tao dich führt! Heute hat es dich zu mir geführt und sich dabei des Schurken Yan bedient. Das Tao ist nicht zimperlich in der Wahl seiner Mittel, wenn es einem Menschen helfen will, gewisse Dinge zu erkennen.«

»Ich erkenne«, sagte Min Teng, »daß ich nicht mehr dorthin gehen kann, woher ich gekommen bin, und zwar in jeder Hinsicht.«

»Damit erkennst du schon viel. Die meisten Menschen gehen in so mancher Hinsicht immer wieder dorthin, woher sie gekommen sind, obwohl im Leben kein einziger Weg zurückführt. Sie gehen einen Weg, der keiner ist, weil sie in großer Verwirrung leben. Ihre Verstörtheit wird von Herrschern wie Prinz Yan ausgenutzt, die selbst in großer Verwirrung leben und Freude daran haben, andere Menschen zu unterdrücken. Die Macht der Herrscher gibt ihnen ein Gefühl der Überlegenheit, das ihnen als Rauschmittel dient, mit dem sie ihre eigene Verworrenheit besser ertragen können. Doch die Könige und Knechte sitzen in einem Boot. Die nüchternen Knechte rudern, die berauschten Könige lassen sich rudern, doch alle sitzen sie im Boot der Wirrnis, das sich auf den Wellen der Zeit endlos im Kreis bewegt.«

»Wohin bewegst du dich, Tschuang Tse?«

»Der Mensch des Tao sitzt nicht im Boot der Wirrnis. Er ist weder König noch Knecht, er lebt in heiterem Einklang mit den ewigen Gesetzen der Natur. Er betreibt seine Geschäfte ohne Eifer, sucht nicht den Nutzen und fürchtet nicht den Schaden. Er sammelt keine irdischen Güter, meidet den Ruhm, ist im Leben ohne Rang und im Tod ohne Titel. Alles Streben macht ihm keine Freude. Er redet, ohne zu reden. Er vergißt die Zeit und die Meinungen, erhebt sich ins Grenzenlose und wohnt im Unendlichen. Er geht jenseits vom Staub und Schmutz dieser Welt.«

»Ich bin kein Mensch des Tao, Tschuang Tse. Wohin soll ich gehen im Staub und Schmutz dieser Welt? Wenn ich zu Prinz Yan reite und ihm gestehe, daß ich dich nicht töten konnte, wird er mich auf der Stelle hinrichten lassen und einen anderen Mann ausschicken, der nicht zögern wird, dich umzubringen. Ich kann nie mehr zum Palast zurückkehren.«

»Sei froh darüber, Min Teng! Wer zu lange einem Schurken dient, wird selbst zum Schurken.«

»Ich kann aber auch nicht hierbleiben, denn wenn ich bis morgen abend nicht zu Yans Palast zurückkehre, wird er Krieger ausschicken, um in Erfahrung zu bringen, was mit mir geschehen ist. Wenn sie mich bei dir vorfinden, werden sie uns beide töten. Was hast du eigentlich getan, um Yans Zorn auf dich zu ziehen? Daß du das Volk in geistige Verwirrung stürzen könntest, scheint mir nicht Grund genug zu sein, dein Leben zu beenden.«

»Auf einer Wanderung, die ich kürzlich unternahm, habe ich in einem Wirtshaus mit einem Freund über Yan geredet, wohl nicht leise genug. Ich nannte Yan einen grausamen Tyrannen, der vor Heimtücke, Bosheit und Eitelkeit nahezu platzt und eine elende Plage für die Menschen ist. Womöglich hat einer seiner zahllosen Spitzel meine Worte gehört und an den Prinzen weitergeleitet. Dies könnte der Grund dafür sein, daß er dich zu mir geschickt hat. Er fürchtet wohl, daß ich einen Einfluß auf die Menschen ausübe, der seiner Macht über sie abträglich ist. Seine Furcht ist nicht ganz unberechtigt, aber maßlos übertrieben. Es werden für jeden Herrscher immer genügend Menschen da sein, die sich beherrschen lassen, was immer ich oder andere auch tun und sagen mögen. Die gewöhnlichen Menschen folgen lieber den von Menschenhand gemachten, in ständiger Veränderung begriffenen Gesetzen, als den ewigen und unveränderlichen Geboten der Natur. Wenn ein Herrscher ein Gesetz erläßt, das den Menschen vorschreibt, beim Husten die Hand vor den Mund zu halten, werden sie es befolgen. Und wenn der Nachfolger dieses Herrschers ein Gesetz erläßt, das den Menschen verbietet, beim Husten die Hand vor den Mund zu halten, werden sie es ebenso befolgen. Von mächtigen Wirrköpfen regierte, machtlose Wirrköpfe waren, sind und bleiben die Menschen Figuren in dem haarsträubenden Spiel, das man Geschichte nennt.«

»Und wie geht unsere Geschichte weiter, Tschuang Tse?«

»Wir werden vor Yans Häschern flüchten, entweder getrennt voneinander oder gemeinsam.«

»Ich würde dich gern auf deiner Flucht begleiten, Tschuang Tse!«

»Warum?«

»Ich möchte dein Schüler sein.«

»Ich will kein Meister sein, weder für dich noch für andere! Würde ich jemanden als Schüler annehmen, kämen bald mehr, die meine Schüler sein wollen, und schließlich wäre ich ständig von Menschen umringt, die an meinen Lippen hängen und mir Löcher in den Bauch fragen. Und weil jeder von ihnen meine Worte anders verstehen würde, entstände ein fortwährendes Plappern und Streiten und Besserwissen um mich herum, und mein Frieden und meine Freiheit wären dahin. Einem Menschen, der nach Einfluß und Anerkennung strebt, könnte dies gefallen, aber ich unterlasse alles, was mir

Ehre, Geltung und Ruhm einbringen könnte. Ich ziehe ein sorgloses, müßiges Leben vor, denn es ist die Quelle aller Weisheit.«

»Als dein Schüler würde ich dir keine Löcher in den Bauch fragen, deinen Frieden und deine Freiheit achten und dich nicht in deiner Muße stören.«

»Das will ich dir gern glauben. Du wärst vielleicht ein guter Schüler, aber ich wäre sicherlich ein schlechter Meister, denn es gibt so vieles, das ich nicht weiß. Ein guter Meister hat auf jede Frage eine Antwort. Damit könnte ich nicht dienen. Ich weiß nicht einmal, ob ich das, was ich zu wissen glaube, wirklich weiß«, sagte Tschuang Tse mit einem schelmischen Lächeln, so daß Min Teng nicht einschätzen konnte, wie ernst seine letzten Worte zu nehmen waren. Aber er wagte es nicht, in dieser Hinsicht um Klarheit zu bitten, da er eben noch versprochen hatte, Tschuang Tse nicht mit Fragen zu belästigen.

»Vor Tausenden von Jahren, als alle Menschen noch im Tao lebten, gab es keine Meister und keine Schüler«, sagte Tschuang Tse. »Es gab nur Menschen, die den ewigen Gesetzen der Natur folgten und ihr Leben in heiterem Einklang mit dem höchsten Sinn genossen. Sie waren rechtschaffen und gerecht, ohne zu wissen, daß sie es waren. Sie liebten einander, ohne zu wissen, was Liebe ist. Sie waren wahrhaft und treu, ohne eine Vorstellung von Wahrhaftigkeit und Treue zu haben. Es war für sie selbstverständlich, einander zu helfen und beizustehen, ohne dies als besondere Güte zu empfinden. Doch heute finden nur noch die wenigsten Menschen und das Tao zueinander. Sie pflegen und steigern ihre Verwirrung, anstatt Klarheit zu suchen. Sie stellen sich taub, wenn die Hand des Tao an ihre Tür klopft. Sie schließen die Augen, wenn das Licht des Tao vor ihnen aufleuchtet. Sie meiden den Blick in den Urgrund, der ihr Leben erschaffen hat und erhält. Darin gleichen sie Kindern, die ihre Eltern verleugnen.«

»Hatten die Menschen des Tao keinen Verstand?« fragte Min Teng.

»Aber sicher hatten sie Verstand! Sie haben sich seiner bedient, wenn es ihnen nötig erschien, aber sie haben sich nicht von ihm beherrschen lassen. Er war für sie nur eine Kerzenflamme im Sonnenschein, nichts Besonderes. Sie wußten nicht einmal um seine Gefährlichkeit. Sie haben ihm einfach nur wenig Bedeutung gegeben.«

»Wenn du mich nicht als Schüler annehmen willst, dann laß mich dich als dein Leibwächter begleiten! Bestimmt kann ich dir auf der Flucht hilfreich sein. Ich besitze ein Pferd, das ich im Kiefernwald vor dem Dorf angebunden habe, bevor ich mich zu deinem Haus schlich. Dort habe ich auch in einem Gebüsch mein Schwert und meine Armbrust versteckt, mit denen ich dein Leben verteidigen kann, wenn es bedroht werden sollte.«

Tschuang Tse schmunzelte. »Eben noch wolltest du mein Leben zerstören, und nun willst du es verteidigen. Ist das nicht sonderbar?«

»Ja, das ist es.«

»Ich will nicht, daß du dein Leben für meines aufs

Spiel setzt! Aber ich habe nichts dagegen, daß du mich begleitest. Unsere Lebenswege haben sich heute gekreuzt und miteinander verbunden. Die nächste Strecke unseres Weges werden wir gemeinsam gehen. Sie wird uns über die Grenzen des Landes Sung führen, in das Land Wei, wo wir vor den Schergen des Fürsten Yan sicher sind. Man wird uns dort mit Achtung aufnehmen, schließlich hat der König von Wei mir vor Jahren ein Amt als Minister an seinem Hof angeboten.«

»Wird er dir nicht zürnen, weil du sein Angebot abgelehnt hast?«

»Selbst wenn er mir noch zürnt, wird er mir nicht nach dem Leben trachten. Ich habe einen Freund in Wei. Sein Name ist Schi Wong, und ich möchte ihn schon seit langem besuchen. Er lebt in der Stadt Gao Tscheng, nicht weit von der Grenze entfernt. Er wird uns gern helfen. Ich freue mich schon darauf, ihn wiederzusehen.«

»Fällt es dir nicht schwer, dein Haus aufzugeben, dein Dorf zu verlassen, deine Freunde zu verlieren?«

»Warum sollte ich mir einen Abschied schwermachen, der unumgänglich ist? Mein Haus wird einen neuen Bewohner finden, dieses Dorf ist nur ein Dorf wie jedes andere, und meine Freunde werden meine Freunde bleiben, auch wenn ich sie nie wiedersehen sollte. Und du, Min Teng, fällt es dir nicht schwer, den Palast des Fürsten Yan zu verlassen?«

»Ich hätte nie gedacht, daß es mir so leichtfallen würde.«

»Auf einem guten Weg ist der Mensch, der sich von

sich selbst überraschen läßt. Auf einem schlechten Weg ist der Mensch, der alles über sich zu wissen glaubt.«

»Es wird schwierig sein, nach Wei zu gelangen«, gab Min Teng zu bedenken. »Wir leben in kriegerischen Zeiten. Die Grenze ist auf beiden Seiten von Soldaten bewacht.«

»Kinder wachen gern, wenn sie schlafen sollen. Soldaten schlafen gern, wenn sie wachen sollen. Ich werde mich jetzt von den Menschen im Dorf verabschieden, denen ich mich verbunden fühle. Zu ihnen gehört Huang Sun, den ich leider nicht in seinem Haus antreffen werde, da er, wie du weißt, auf Hasenjagd gegangen ist. Ich will ihm einen kurzen Abschiedsbrief hinterlassen.«

Min Teng hätte Tschuang Tse gern begleitet, um seine Freunde kennenzulernen, wagte aber nicht, ihn darum zu bitten. »Ich werde unterdessen mein Pferd und meine Waffen holen«, sagte er. »Mein Rappe kann uns beide tragen. Besser wäre es natürlich, wenn jeder von uns ein Pferd hätte.«

»Niemand in diesem Dorf besitzt ein Pferd. Wir treffen uns wieder hier! Ich werde bald zurück sein, denn ich mag keine langen Abschiede.«

Min Teng nickte. Gemeinsam tranken sie ihre Wasserschalen leer.

Tschuang Tse erhob sich von seinem Kissen. »Vielleicht hast du den Entschluß, dein bisheriges Leben hinter dir zu lassen, zu schnell getroffen. Du solltest deine Entscheidung überdenken, während ich mich von meinen Freunden verabschiede. Immerhin könntest du noch zu Fürst Yan zurückkehren und ihm berichten, daß du mich nicht mehr in diesem Dorf vorgefunden hast, weil ich mit unbekanntem Ziel verreist war. So würdest du nicht bei ihm in Ungnade fallen und könntest dein früheres Leben fortführen.«

»Mein früheres Leben ist beendet«, erwiderte Min Teng.

DER FREUNDSCHAFTSBEWEIS

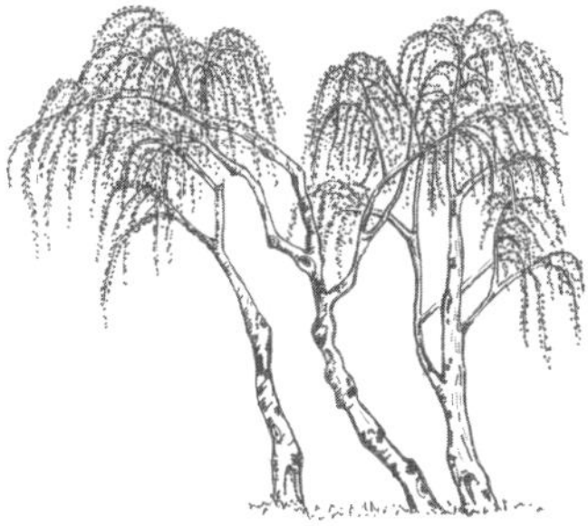

Als Min Teng zu der kleinen Lichtung in dem dichten Kiefernwald gelangte, wo er sein Pferd an einem Baumstamm festgebunden hatte, hörte er ein leises Geräusch hinter seinem Rücken: das Knacken von brechendem Holz, wie es entsteht, wenn ein Mensch auf einen trockenen, zu Boden gefallenen Ast tritt. Sein Herzschlag beschleunigte sich augenblicklich, seine Muskeln spannten sich in der Erwartung eines heimtückischen Angriffs an, doch er widerstand dem Drang, stehenzubleiben und sich umzudrehen. Ohne die Geschwindigkeit seiner Schritte zu erhöhen oder zu verringern, ging er auf sein Pferd zu. Falls er verfolgt wurde, sollte sein Verfolger sich in dem Glauben wiegen, daß Min Teng nichts bemerkt hatte und sich sicher fühlte.

Als er seinen Rappen fast erreicht hatte, trafen ihn die hart gesprochenen Worte einer ihm bekannten Stimme wie Steine in den Rücken: »Ich glaube, du bist mir eine Erklärung schuldig!«

Min Teng fuhr herum. Keine zehn Schritte vor ihm stand Tan Yong und sah ihn mit strenger Miene an. Einen Moment lang kam es Min Teng so vor, als würden die Stämme der Kiefern erzittern, doch im nächsten Augenblick wurde ihm bewußt, daß sein Erschrecken seiner Wahrnehmung einen Streich gespielt hatte.

»Ich glaube eher, du bist mir eine Erklärung schuldig!« Während Min Teng den Spieß umdrehte, erschien ihm der Klang seiner eigenen Stimme fremd. »Was machst du hier? Warum bist du mir gefolgt?«

»Warum wohl?« Tan Yong verzog seine Lippen zu einem spöttischen Lächeln. »Sicherlich nicht, weil es mir Spaß gemacht hat, mich an deine Fersen zu heften! Hauptmann Feng gab mir den Befehl, dir unauffällig zu folgen und dich zu überwachen!«

»Warum?«

»Nun, er wollte wohl sichergehen, daß du deinen Auftrag erfüllst. Offensichtlich hatte er seine Bedenken. Und offensichtlich waren sie nicht unbegründet.«

»Wie kommst du darauf?«

Tan Yong lachte auf. »Ich habe Augen in meinem Kopf, und mit ihnen habe ich gesehen, wie du auf Tschuang Tse vor seinem Haus gewartet hast. Als er schließlich kam, bist du mit ihm hineingegangen. Dann verging ziemlich viel Zeit – viel mehr Zeit, als man braucht, um einen Mann zu töten. Vielleicht hattest du Tschuang Tse bereits getötet, überlegte ich, und warst durch das hintere Fenster seines Hauses geflüchtet. Als ich schon mein Versteck verlassen wollte, um mich zu vergewissern, kam ein junger Mann mit Pfeil und Bogen daher, klopfte an Tschuang Tses Tür und ging in sein Haus. Kurz darauf trat er wieder ins Freie. Seinem gelassenen Gesicht und seinem ruhigen Gang war anzumerken, daß er nichts Ungewöhnliches in dem Haus gesehen hatte. Daraus schloß ich, daß Tschuang Tse noch lebte. Wieder verging viel Zeit, in der ich mich mit wachsender Ungeduld und Neugier fragte, was wohl gerade geschah. Endlich öffnete sich die Tür, und du erschienst mit Tschuang Tse. Er ging ohne Eile zur Dorfmitte, während deine Schritte dich in die entgegengesetzte Richtung führten, zu dem Wald, wo du deinen Rappen, deine Armbrust und dein Schwert zurückgelassen hattest. Ich konnte mir keinen Reim auf diese Geschehnisse machen und folgte dir, um dich zur Rede zu stellen. Und nun versuche nicht länger, mich hinters Licht zu führen, und erkläre mir, warum Tschuang Tse noch lebt!«

Während Tan Yongs Worten hatte Min Teng sich seine Lage vergegenwärtigt und festgestellt, daß er in jeder Hinsicht im Nachteil war, falls es zum Kampf zwischen ihm und seinem Kameraden kommen sollte. Tan Yong trug sein Schwert an seinem Körper, während Min Teng seines in einem Gebüsch in der Nähe des Baumes versteckt hatte, an dem sein Pferd angebunden war. Und selbst wenn er es griffbereit gehabt hätte, wären seine Aussichten in einem möglichen Zweikampf alles andere als günstig, denn Tan Yong war einer der besten

Schwertkämpfer der Palastwache. Er war auch einer der schnellsten Läufer und treffsichersten Dolchwerfer, was eine Flucht aussichtslos machte.

Bei dem Gedanken, daß sein neues Leben enden würde, kurz nachdem es begonnen hatte, zog sich Min Tengs Herz vor Traurigkeit zusammen, doch er drängte die Verzweiflung, die in ihm zu wachsen und ihn zu schwächen drohte, entschlossen und schnell zurück. Furchtlosigkeit und Geistesgegenwart waren vonnöten, falls das Schicksal ihm eine unverhoffte Gelegenheit geben sollte, sich aus seiner hoffnungslos erscheinenden Lage zu befreien. Das Schnauben eines Pferdes drang an seine Ohren; da Tan Yong nicht davon überrascht war, konnte es nur von seinem Braunen stammen, den er wohl unweit der Lichtung angebunden hatte.

»Ich warte auf deine Erklärung!« forderte ihn Tan Yong mit der ihm eigenen harten Stimme auf.

»Ich konnte Tschuang Tse nicht töten.«

»Warum nicht?«

»Ich hatte meinen Dolch schon gezogen, doch dann hat mich seine Furchtlosigkeit beeindruckt. Er zeigte nicht die geringste Angst vor dem Tod, und ich wollte wissen, warum. Also fragte ich ihn, und so entstand ein Gespräch zwischen uns, in dessen Verlauf ich immer unfähiger wurde, das zu tun, was mir von Hauptmann Feng befohlen wurde.«

»Wie konnte das geschehen? Hat Tschuang Tse dir mit seiner Redekunst Sand in die Augen gestreut?«

»Nein. Er hat mir Sand aus den Augen gewischt, nicht

so sehr mit seiner Redekunst, sondern vielmehr mit seinem ganzen Wesen, das sich in seinen Worten nur widerspiegelt.«

»Ich verstehe dich nicht! Bist du dir über die Folgen deiner Befehlsverweigerung im klaren?«

»Ja, das bin ich.«

Tan Yong schüttelte verständnislos den Kopf. »Dieser Mann hat dich verwirrt, und zwar so sehr, daß dir deine Verwirrung nicht einmal mehr bewußt ist. Prinz Yan hat recht mit seiner Einschätzung, daß Tschuang Tse gefährlich ist. Du bist der lebende Beweis seiner Gefährlichkeit! Doch du wirst gleich ein toter Beweis sein, es sei denn ...«

»Es sei denn?«

»Es sei denn, daß du jetzt schleunigst deinen Verstand zurückgewinnst, den Tschuang Tse dir geraubt hat, wieder ins Dorf gehst und das tust, was du längst hättest tun sollen: Hauptmann Fengs Befehl ausführen!«

»Ich werde Tschuang Tse nicht töten!«

»Doch, das wirst du, und ich werde dir dabei zusehen! Danach reiten wir gemeinsam zum Palast zurück, und wenn ich Hauptmann Feng Bericht erstatte, werde ich ihm dein Versagen verschweigen. Es ist für jeden Soldaten schwierig, zum ersten Mal einen unbewaffneten Mann zu töten. Beim zweiten Mal wird es leichter für dich sein, und beim dritten Mal wird es wie von selbst geschehen. Und nun laß uns gehen!«

»Nein! Ich sagte dir bereits, daß ich Tschuang Tse nicht töten werde!«

Aufgebracht zog Tan Yong sein Schwert aus der Scheide, ging schnell drei Schritte vorwärts und richtete die Spitze seiner Waffe auf Min Teng. »Dann werde ich dich töten – und anschließend Tschuang Tse! Du wirst seinen Tod nicht verhindern können, aber dein Leben kannst du noch retten! Also sei nicht dumm und nutze das kameradschaftliche Angebot, das ich dir gemacht habe.«

»Du würdest mich mit deinem Schwert töten, obwohl ich kein Schwert bei mir trage? Kannst du das mit deiner Soldatenehre vereinbaren?«

»Rede du mir nicht von Soldatenehre! Du hast deinen Anspruch auf einen ehrenhaften Kampf verwirkt! Jeder andere an meiner Stelle hätte dir längst den Kopf abgeschlagen, den Tschuang Tse dir so sehr verdreht hat, daß du nicht mehr weißt, was richtig und was falsch ist!«

»Nein, es ist umgekehrt! Dank Tschuang Tse weiß ich zum ersten Mal in meinem Leben, was richtig und was falsch ist.«

Verblüfft von Min Tengs Antwort und der Festigkeit, mit der er sie gegeben hatte, senkte Tan Yong einen Augenblick lang sein Schwert, um es dann wieder anzuheben.

Die Blicke der beiden Männer trafen sich zu einem eindringlichen Gespräch jenseits der Sprache. Tan Yong las in Min Tengs Blick die gleiche Unnachgiebigkeit, die sich in seinen Worten gezeigt hatte. Min Teng sah in den Augen seines ehemaligen Kameraden die Entschlossenheit, von seinem Schwert Gebrauch zu machen, aber er erkannte auch eine Spur von Zögerlichkeit und ein hastiges Suchen nach einem Ausweg.

»Warum sollen zwei Männer sterben, wenn nur einer sterben müßte?« fragte Tan Yong.

Min Teng gab ihm keine Antwort.

Während sie sich reglos im kniehohen, von der lange Dürre gelb gewordenen Gras der Lichtung gegenüberstanden, von ihren Blicken wechselseitig gebannt, erkannte Min Teng, daß Tan Yongs Kampf gegen sein Gewissen sich dem Ende zuneigte. Er spürte, daß es nicht mehr lange dauern würde, bis Tan Yong den tödlichen Schwerthieb gegen seinen Hals ausführen würde. Nur noch wenige Atemzüge trennten ihn von seinem Tod, und er stellte verwundert fest, daß er sich nicht vor dem Sterben fürchtete, während er sich mit allen Fasern seines Wesens dagegen auflehnte, daß auch Tschuang Tse durch die Hand des Mannes sein Leben verlieren würde, aus dessen Augen die letzten Anzeichen des Zögerns und Zweifelns wichen. Wenn schon nicht um sein eigenes Leben, sagte sich Min Teng, so wollte er um Tschuang Tses Leben kämpfen, und seine Hand legte sich auf den Knauf seines Dolches. Doch was konnte ein Dolch gegen die Hiebwaffe in der Hand eines meisterlichen Schwertkämpfers ausrichten? Aber war es nicht besser, kämpfend zu sterben, selbst wenn der Kampf von vornherein verloren war?

Min Teng zog seinen Dolch. Im nächsten Augenblick holte Tan Yong zum Hieb aus. Min Teng erwartete den

Tod. Doch der Tod erwartete nicht ihn, sondern Tan Yong.

Mit ungläubigen Augen sah Min Teng, daß ein aus dem Nichts schwirrender Pfeil Tan Yongs Hals durchbohrte, der sein Schwert fallen ließ, sich mit beiden Händen an den stark blutenden Hals griff und mit vor Überraschung und Schrecken weit aufgerissenen Augen um seine Standfestigkeit kämpfte. Aus seinem Mund brach ein jämmerliches Röcheln hervor, während er wie ein Betrunkener zu schwanken begann und schließlich zu Boden stürzte.

Huang Sun trat hinter einem Gebüsch hervor, verneigte sich vor Min Teng und sagte: »Gut, daß ich noch einen Pfeil in meinem Köcher hatte, als ich eure Stimmen hörte. Obwohl Tschuang Tse mich angelogen hat, als ich heute in sein Haus trat, sagte er die Wahrheit: Du bist sein Freund!«

ZWEITER TEIL

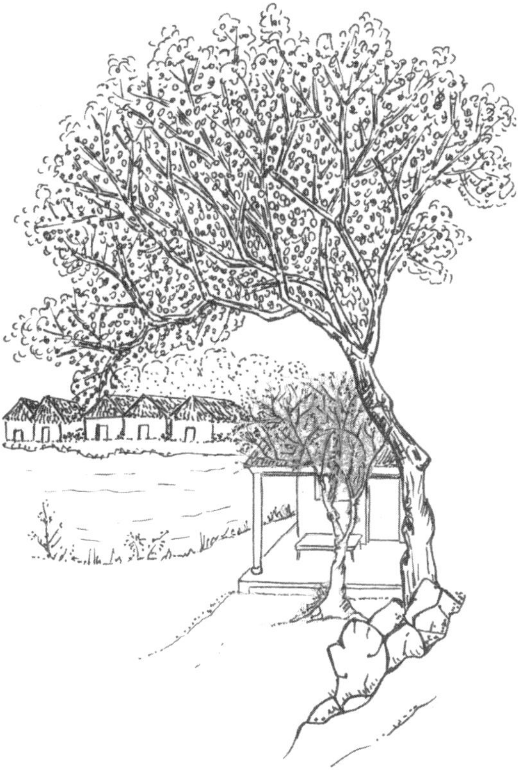

AUFBRUCH INS UNGEWISSE

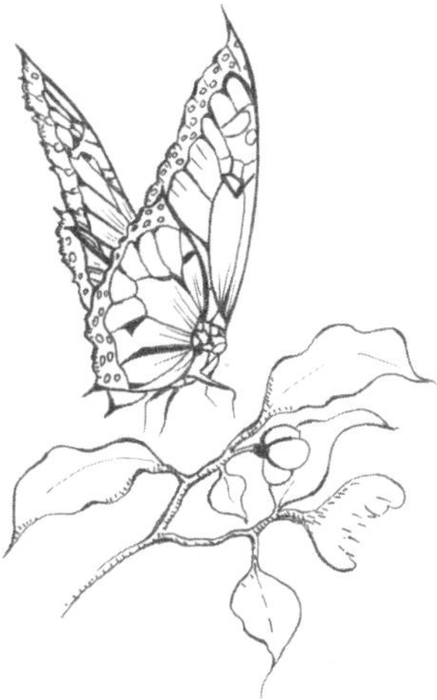

Nachdem Tschuang Tse und Min Teng eine Weile schweigend nebeneinander geritten waren, bemerkte Min Teng: »Du trägst ja neue Schuhe!«

»Huang Sun hat sie mir zum Abschied geschenkt. Er sagte, für eine neue Strecke meines Lebensweges bräuchte ich neue Schuhe. Ich habe sein Geschenk angenommen, auch wenn ich es nicht übers Herz brachte, mich von meinen alten Schuhen zu trennen, mit denen ich so viele Reisen und Wanderungen unternommen habe. Deshalb habe ich sie in eine Satteltasche gesteckt und mit auf die Reise genommen. Huang Sun ist sehr großzügig. Er gab mir nicht nur diese Schuhe, er füllte auch die Satteltaschen des prächtigen Pferdes, auf dem ich sitze, mit Wegzehrung.«

»Ja, es ist ein herrliches Pferd, Tan Yongs Brauner. Er hat es geliebt, sofern er überhaupt etwas geliebt hat, außer dem Kampf. Seine Augen wirkten immer ein wenig matt, doch wenn er kämpfte, strahlten sie. Er war zum Soldaten geboren, und er starb wie ein Soldat. Vor meinem inneren Auge erscheint immer wieder Tan Yongs Gesicht, als Huang Suns Pfeil ihn traf. Es hatte einen Ausdruck großen Unglaubens, als könnte er nicht fassen, was mit ihm geschah. Du hast mir gesagt, das Tao gibt und nimmt allem Gestalt, es erzeugt und zerstört alle Dinge. Hat es auch Tan Yong die Gestalt genommen, hat es sein Leben zerstört? Oder war es nur ein Zufall, daß dein Freund Huang Sun zur rechten Zeit am rechten Ort war?«

»Es gibt keine Zufälle«, sagte Tschuang Tse, »auch wenn es den Menschen so erscheint, die nicht mit dem Tao verbunden sind. Das Tao hat Huang Sun zu der Lichtung im Kiefernwald geführt, wo Tan Yong dich töten wollte, und es hat dafür gesorgt, daß er noch einen Pfeil in seinem Köcher hatte. Das Tao wollte, daß du und ich uns auf die Reise begeben, zu der wir uns entschlossen haben.«

»Hat Huang Sun zum ersten Mal einen Menschen getötet?«

»Nein, zum zweiten Mal. Beim ersten Mal mußte er sein eigenes Leben verteidigen. Heute hat er dein und mein Leben geschützt. Er hatte keine andere Wahl, und deshalb wird seine Tat keine Last auf sein Gewissen legen.«

»Hast du Huang Sun gesagt, wohin unsere Reise geht?«

»Weder ihm noch meinen anderen Freunden. Es ist besser, wenn niemand es weiß. Wenn Prinz Yans Soldaten ins Dorf kommen und nach mir fragen, werden sie die Antwort erhalten, daß ich zu einer meiner üblichen ziellosen Wanderungen aufgebrochen bin. Sollten sie nach dir fragen, werden sie erfahren, daß niemand dich gesehen hat. Falls sie nach Tan Yong fragen, werden sie die gleiche Auskunft bekommen. Die Soldaten werden zum Palast des Prinzen zurückkehren und ihm berichten, daß du und Tan Yong nie im Dorf aufgetaucht seid und ich mit unbekanntem Ziel verreist bin. Das wird ihm Kopfzerbrechen bereiten. Was mag da geschehen sein, wird er sich fragen, aber keine Antwort finden. Das spurlose Verschwinden zweier Soldaten seiner Palastwache wird ihn nicht sonderlich berühren, aber er wird wütend sein, daß ich ihm entwischt bin.«

»Ich habe in meiner linken Satteltasche eine glatte Kupferplatte und einen Löffel aus Magneteisen«, sagte Min Teng nach einer Weile gemeinsamen Schweigens. »Der Löffel ist so geformt, daß sein Griff stets in Richtung Süden zeigt, wenn man ihn auf die Kupferplatte legt. Wir müssen also nur in die entgegengesetzte Richtung reiten, um zur nördlichen Landesgrenze zu gelangen. Mit Hilfe dieser neuen Erfindung werden wir uns in den großen Wäldern des Grenzgebietes der Reiche Sung und Wei immer zurechtfinden.«

»Wozu brauchen wir dieses Ding? Wir können uns nach dem Stand der Sonne richten.«

»Nicht, wenn dichte Wolken oder Nebel uns die Sicht versperren.«

»Was ist der Grund dafür, daß der Löffelgriff immer in südliche Richtung zeigt?«

»Die Splitter des Magneteisensteins drehen sich immer in die Nord-Süd-Richtung. Sie können nicht anders, es ist ihr Wesen.«

»Wäre es das Wesen der Menschen, nicht anders zu können, als im Tao zu leben, hätten die Splitter des Magneteisensteins niemanden interessiert. Und niemand hätte eine Maschine wie die Armbrust in deiner Satteltasche erfunden, mit der man Menschen mit größerer Zielsicherheit töten kann als mit Pfeil und Bogen. Erst haben die Priester und Besserwisser die Menschen des Altertums so sehr voneinander entfremdet, daß sie sich schließlich gegenseitig zu töten begannen. Dann haben die Könige, die den Priestern folgten wie eine Seuche der nächsten, Gesetze erlassen, die das Töten unter Androhung der Todesstrafe verboten. Schließlich trieben sie die Menschen in Kriege, in denen sie nicht nur töten durften, sondern töten sollten. Und diejenigen, die nicht töten wollten, wurden von denen ermordet, die töten sollten und wollten. So ist es bis heute geblieben. Wenn ein Mann ein Pferd stiehlt, so wird er hingerichtet. Wenn er ein Reich stiehlt, so wird er Fürst! Könnte die Verwirrung der Menschen noch größer sein?«

»Ich weiß nur«, erwiderte Min Teng, »daß die Menschen im allgemeinen sich nicht für verwirrt halten. Die meisten rühmen sich ihres Verstandes, ihrer Klugheit und ihres Wissens.«

Tschuang Tse machte eine geringschätzige Handbewegung. »Was ist das für ein Verstand, der das Tao nicht verstehen kann? Ein verständnisloser Verstand. Was ist das für eine Klugheit, die sich ihrer Beschränktheit nicht bewußt ist? Eine unwissende Klugheit. Sich vor Dieben zu schützen, die Kisten aufbrechen, Taschen durchsuchen und Kästen aufreißen, indem man Stricke und Seile darum schlingt, Riegel und Schlösser daran befestigt, das ist es doch, was die Welt Klugheit nennt. Wenn nun aber ein großer Dieb kommt, so nimmt er den Kasten auf den Rücken, die Kiste unter den Arm, die Tasche über die Schulter und läuft davon, nur besorgt darum, daß auch die Stricke, Riegel und Schlösser gut halten. Und was ist das für ein Wissen, das zur Erfindung einer Tötungsmaschine wie der Armbrust führt? Es ist ein Wissen, das nicht weiß, was es tut: ein weisheitsloses Wissen. Wissen, das keine Weisheit in sich trägt, schadet dem Menschen und wendet sich auf lange Sicht gegen ihn.«

»Es kann uns aber auf kurze Sicht nicht schaden, daß ich Armbrust und Schwert habe und beide zu handhaben weiß. Überall im Land treiben Wegelagerer und Räuber ihr Unwesen, die keine Achtung vor unserem Besitz und Leben haben und nur die Sprache der Waffen verstehen.«

»Kamst du nicht auch als ein Räuber zu mir, der mir

mein Leben rauben wollte? Und hatte ich eine Armbrust oder ein Schwert, um mich zu verteidigen?«

»Du hattest andere Waffen: deine Furchtlosigkeit, deine Gelassenheit. Du hast mich mit deinen Blicken und Worten überwältigt. Das könnte dir auch mit anderen Räubern gelingen, sofern sie dir die Zeit dazu geben. Aber warum sollten sie das? Ihre Pfeile treffen dich aus dem Hinterhalt, bevor du den Mund öffnen kannst.«

Tschuang Tse schien eine Entgegnung auf der Zunge zu liegen, doch er zog es vor zu schweigen.

Nach einer Weile erblickten die beiden Reiter in der Ferne die Häuser eines Dorfes. Die Sonne hatte ihren höchsten Stand erreicht, ein milder Wind wehte. Es war einer jener angenehmen Sommertage, an denen die Luft klar und weder zu kühl noch zu heiß ist. Einige kleine weiße Wolken schwebten am Himmel, an dem ein Raubvogel seine Kreise zog. Im Licht der Mittagssonne strahlte die leicht hügelige Gegend Heiterkeit und Frieden aus.

Min Tengs geheime Befürchtung, daß Tschuang Tse sich als ungeübter Reiter erweisen könnte, hatte sich als unbegründet herausgestellt. Der Mann, der vom Alter her sein Vater hätte sein können, saß sicher im Sattel und schien den Ritt zu genießen. Seine Miene drückte Freude über die vielfältigen Reize der Landschaft aus, seine Blicke schweiften unermüdlich umher. Er wirkte so gebannt und aufmerksam, als würde er die Sträucher und Bäume, die Gräser und Blumen am Wegesrand zum ersten Mal in seinem Leben sehen, wobei er einem staunenden Kind glich, das sich im Erkunden seiner Umgebung selbst vergißt.

Die Luft war erfüllt von den Gerüchen des Sommers. Tschuang Tses Blick schweifte unentwegt von rechts nach links, nach oben und unten, folgte dem Flug einer Libelle, verweilte bei einem üppig blühenden Strauch, stieg den Stamm einer prächtigen Eiche bis zu ihrer Krone empor und schwang sich in den Himmel zu den kleinen weißen Wolken auf, als wollte er die Schönheiten der Natur mit seinen Augen tief in sich aufnehmen.

In Min Tengs Geist kreisten unaufhörlich fragende Gedanken über die unverhoffte Verwandlung seines Lebens, die ihm durch die Begegnung mit Tschuang Tse widerfahren war: Fragen, die ihn mit einer seltsamen Unruhe erfüllten, die sich wiederum in einer nie gekannten Seelenruhe verlor wie Regentropfen in einem Teich. Er war schon einigen bemerkenswerten Menschen begegnet, die ihn beeindruckt hatten, aber noch niemand hatte vermocht, ihn in kürzester Zeit so stark zu beeinflussen, daß es einer Verwandlung gleichkam. Tschuang Tse verfügte über eine ganz besondere Kraft, die in seinen Augen leuchtete, durch sein Verhalten sprach und in seinen Worten wirkte, auch wenn ein oberflächlicher Betrachter in ihm nur einen armen Mann in Lumpen sehen mochte.

Als ein Schmetterling vor den beiden Reitern durch die Lüfte gaukelte, als wollte er ihnen den Weg weisen, sagte Tschuang Tse: »Einmal hatte ich einen Traum. Ich träumte, daß ich ein Schmetterling sei, der glücklich und fröhlich umherflatterte und nichts wußte von mir. Plötzlich erwachte ich, und da war ich wieder ich. Und ich wußte nicht, ob ich geträumt hatte, daß ich ein Schmetterling sei, oder ob nun ein Schmetterling träumte, daß er ich sei.«

»Ich glaube«, sagte Min Teng, »daß du ein Mensch bist, der geträumt hat, er sei ein Schmetterling.«

Tschuang Tse lachte aus vollem Hals. Min Teng dachte erfolglos darüber nach, was der Grund dieses Gelächters sein mochte, wagte aber nicht, seinen Begleiter danach zu fragen.

Nachdem sein Lachanfall verebbt war, summte Tschuang Tse eine heitere Melodie. Min Teng betrachtete ihn von der Seite und bestaunte seine Sorglosigkeit. Immerhin war er auf der Flucht vor den Häschern Prinz Yans, der ihm nach dem Leben trachtete. Immerhin war er am heutigen Morgen von einem ehemaligen Soldaten überrascht worden, der die feste Absicht gehabt hatte, ihn zu töten. All dies schien nicht die geringste Spur in seinem Gemüt hinterlassen zu haben. Er wirkte wie jemand, der zu seinem Vergnügen durch die Welt reiste und sich weder um das Gestern noch um das Morgen Gedanken machte.

Tschuang Tses weiße, etwas schüttere Haupthaare und sein gleichfarbiger Kinnbart bewegten sich leicht im Wind. Seine aufrechte, entspannte Haltung spiegelte seine innere Aufrichtigkeit und Gelassenheit wider. Etwas ging von ihm aus, für das Min Teng kein Wort wußte. Etwas Zugängliches und zugleich Unnahbares.

Eine innere Kraft, die gleichzeitig zart wie ein Schmetterling und fest wie ein Felsen war. Die größten Gegensätze schienen sich in Tschuang Tse auf rätselhaft harmonische Weise zu vereinen. Trotz seiner ärmlichen Bekleidung strahlte er etwas Erhabenes, Besonderes, hoch über allem Gewöhnlichen Stehendes aus, doch seine Erhabenheit erschloß sich nicht dem gewöhnlichen Blick. Fürst Yan hatte mit dem Instinkt des Tyrannen Tschuang Tses Größe erkannt und sah darin eine Gefahr für seine Herrschaft.

Doch wie stand es mit ihm, Min Teng, der den Mordauftrag des Fürsten ausführen sollte und nun zum Fluchtbegleiter seines vermeintlichen Opfers geworden war? Wie sah er Tschuang Tse? Er verspürte Dankbarkeit für ihn, weil er ihn durch seine Unerschrockenheit davon abgebracht hatte, einen Mord zu begehen; weil er ihm die Augen geöffnet und zu einer inneren Neugeburt verholfen hatte. Min Teng empfand auch Bewunderung und höchste Achtung für ihn, weil er die Größe seiner Seele und die Tiefe seiner Weisheit erkannte oder zumindest erahnte. Aber im Grunde war Tschuang Tse ihm ein Rätsel, das er vielleicht niemals lösen würde. Eins stand zumindest fest: Ein Mensch des Tao war nicht für jedermann erkennbar.

Diese Gedanken brachten Min Teng dazu, Tschuang Tse zu fragen: »Woran erkennt man einen Menschen des Tao?«

Abermals erschien das feine Lächeln auf Tschuang Tses Gesicht, das Min Teng schon mehrmals wegen seiner Natürlichkeit beeindruckt hatte. »Man kann ihn an gewissen Eigenschaften erkennen, zum Beispiel an seinem Gehör und an seiner Sicht. Der Mensch des Tao hat ein feines Gehör. Das bedeutet nicht, daß er äußerliche Geräusche und Klänge gut wahrnimmt, sondern daß er die leise Stimme seines Inneren hört und versteht, was sie ihm sagt. Der Mensch des Tao hat eine klare Sicht. Das bedeutet nicht, daß er äußerliche Dinge gut erkennt, sondern daß er die Fähigkeit hat, ins eigene Innere zu schauen. Wer nur die äußeren Dinge sieht und hört und nicht in sein eigenes Selbst schaut und lauscht, der mag viel Fremdes besitzen, aber nicht das Eigene. Er kann sich Fremdes aneignen, aber nicht sein Eigenes, weil er es nicht erkennt. Er ist sich selbst gegenüber blind und taub. Und wenn er die ganze Welt erobert, so ist er doch ein armer Irrer, denn er geht auf dem Weg der Verwirrung, und mit jedem Schritt verliert er sich mehr und mehr.«

Ein König in Lumpen

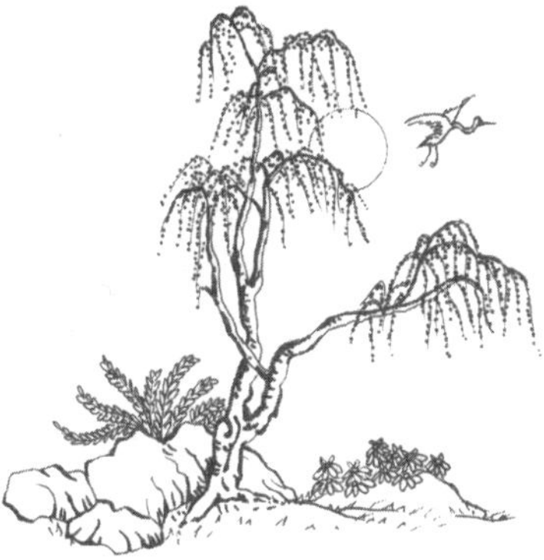

Die beiden Männer waren eine gute Weile ohne Unterbrechung geritten, als sie am frühen Nachmittag zwei Jungen im Alter von etwa zwölf Jahren erblickten, die in der Nähe eines Dorfes am Wegesrand standen und sich stritten. Als sie die Reiter bemerkten, unterbrachen sie ihr Wortgefecht und grüßten höflich.

Tschuang Tse hielt sein Pferd an und fragte: »Warum streitet ihr euch?«

Der größere Junge antwortete: »Wegen der Sonne. Ich sage: Wenn sie morgens aufgeht, ist sie den Menschen näher als zur Mittagszeit, wenn sie ihren höchsten Stand erreicht.«

»Nein, es ist umgekehrt«, hielt der kleinere Junge entgegen. »Wenn die Sonne aufgeht, ist sie ferner, und zur Mittagszeit ist sie uns näher.«

Der Größere zog eine mißbilligende Miene und sagte: »Wenn die Sonne am Morgen aufgeht, ist sie so groß wie ein Wagenrad. Zur Mittagszeit ist sie nur so groß wie eine Teeschale. Was ferner liegt, sieht kleiner aus. Was näher ist, sieht größer aus. Also ist uns die Sonne morgens näher als mittags!«

»Nein«, widersprach der Kleinere. »Wenn die Sonne aufgeht, ist sie kühl. Mittags aber ist sie so heiß, daß man ins Schwitzen kommt. Was näher liegt, ist heißer. Was ferner liegt, ist kühler. Also ist uns die Sonne mittags näher als morgens!«

Tschuang Tse lachte. Min Teng bemerkte, daß Tschuang Tses Lachen anders klang als das Lachen aller Menschen, die ihm bislang begegnet waren. Es kam nicht aus dem Hals oder aus dem Brustkorb, sondern tief aus seinem Bauch. Es klang ursprünglich, natürlich und so ansteckend, daß Min Teng in sein Lachen einfiel.

Die beiden Jungen blieben ernst und wirkten ein wenig verärgert, als hätten sie das Gefühl, ausgelacht zu werden.

»Glaubt ihr«, sagte Tschuang Tse, »daß die Sonne sich fragt, ob sie uns mittags näher oder ferner ist als morgens?«

Überrascht von seiner Frage, blieben sie ihm eine Antwort schuldig.

»Glaubt ihr«, fuhr er fort, »daß die Blumen dort und der Baum hinter euch und die Vögel in den Lüften und die Tiere auf dem Land sich fragen, ob die Sonne uns mittags näher oder ferner ist als morgens?«

»Natürlich fragen sie sich das nicht«, antwortete der größere Junge. »Blumen und Bäume und Tiere haben ja keinen Verstand. Den haben nur wir Menschen.«

»Glaubt ihr, daß die Blumen und Bäume und Tiere darüber unglücklich sind, daß sie keinen Verstand haben?« fragte Tschuang Tse. »Wenn ich sie anschaue, habe ich den Eindruck, daß sie glücklich mit ihrem Leben sind. Wenn sie Verstand hätten, würden sie sich auch über neunmalkluge, völlig überflüssige Fragen streiten wie ihr – und schon wäre ihr Glück dahin. Sie leben zufrieden im Einklang mit der Natur. Und was macht ihr? Steht hier in dieser prächtigen Landschaft an diesem herrlichen Sommertag und zankt euch über die Entfernung der Sonne, anstatt die Schönheit der Blumen zu bewundern, dem Gesang der Vögel zu lauschen, den Duft der blühenden Sträucher zu genießen oder im Gras zu liegen, in den Himmel zu schauen und euch mit den Wolken treiben zu lassen. Das habt ihr eurem Verstand zu verdanken! Er verschließt eure Augen und Ohren und Nasen und verstrickt euch in wichtigtuerische, aber unwichtige Gedanken. Er lenkt euch von dem Leben ab, das euch umgibt, macht eure Mienen ernst und verriegelt eure Herzen.«

»Aber es ist doch wichtig herauszufinden, ob die Sonne uns morgens näher ist als mittags«, wandte der kleinere Junge ein.

»Es ist Zeitvergeudung«, erwiderte Tschuang Tse. »Die Natur hat eine Weisheit, die der Verstand nicht begreifen kann. Statt über die Nähe oder Ferne der Sonne zu streiten, freut euch doch darüber, daß sie nicht den ganzen Tag so heiß ist wie am Mittag, weil wir dann alle ständig schwitzen würden. Und freut euch darüber, daß sie nicht den ganzen Tag so kühl ist wie am Morgen, weil wir dann alle ständig frieren würden.«

Die Jungen schienen nicht recht zu wissen, was sie von Tschuang Tses Worten halten sollten. Sie wirkten etwas verstört, aber zugleich trotzig, als wollten sie seinen Ratschlag nicht annehmen. Dennoch verabschiedeten sie sich höflich von den Reitern, die ihre Pferde wieder in Bewegung setzten.

»Du hast sie verwirrt«, sagte Min Teng, als sie ein Stück weitergeritten waren.

»Sie waren schon verwirrt, bevor wir sie trafen. Manchmal reizt es mich, Verwirrte in noch größere Verwirrung zu bringen, aus der im Glücksfall eine kleine Klarheit entstehen kann. Das nenne ich: die Saat des Tao auswerfen. Ich mache es hin und wieder gern, auch wenn nur eins von vielen Saatkörnern auf fruchtbaren Boden fällt.«

»Hast du bemerkt, daß die Jungen hinter unserem Rücken gelacht haben, als sie glaubten, daß wir es nicht mehr hören würden?« fragte Min Teng.

»Ja, ich habe es bemerkt.«

»Vielleicht war das ein Zeichen dafür, daß sie dich nicht ernst genommen haben.«

»Es war ein Zeichen dafür, daß die Saat des Tao ihnen nicht schmeckte und sie ihren fremdartigen Geschmack fortzulachen versuchten. Das Tao wirkt auf die Menschen wie etwas Fremdes, dem sie mit Mißtrauen begegnen. Sie haben sich so weit vom höchsten Sinn entfernt, daß sie die Urkraft scheuen, die sie geboren hat und wieder sterben läßt. Sie gleichen Vögeln, die ihren Flügeln nicht mehr trauen und deshalb nicht mehr fliegen. Mit der Zeit vergessen sie, daß sie Flügel haben, und hüpfen wie Frösche durch das Leben. Darüber kann man nun weinen oder lachen. Der Verstand beherrscht die Welt, weil die Menschen die Flügel ihrer angeborenen Weisheit vergessen haben. Der Verstand ist nur eine Kerzenflamme gegen das Sonnenlicht der Weisheit, aber wenn man im Dunkel der Verwirrung lebt, kann man schon auf den Gedanken kommen, eine Kerzenflamme zu bewundern. Menschen, die sich vom Verstand beherrschen lassen, sind Sklaven ihrer Verworrenheit – aller Freiheit, Leichtigkeit und Weisheit beraubt. Sie würden das Tao nicht einmal erkennen, wenn es direkt vor ihnen stände.«

»Glaubst du, daß der Verstand der Menschen die Wurzel allen Übels in der Welt ist?«

Tschuang Tse schüttelte den Kopf. »Die Wurzel allen Übels ist der Verlust der Einheit mit dem Tao. Der Verstand ist ein sehr guter Diener, der allerdings den unseligen Ehrgeiz hat, sich zum Meister aufzuschwingen. Wenn Weisheit den Verstand beherrscht und lenkt, kann er ein Segen sein, doch wenn er ohne die Führung der Weisheit eigenmächtig waltet, wird er leicht zu einem Fluch.«

»Versuchst du, den Menschen zu helfen, das Tao zu finden?«

»Ich habe keine Absichten und Vorsätze. Wer seine Tage plant, läßt sein Leben erkalten und abstumpfen, denn es ist das Unvorhergesehene, das dem Leben Wärme und Glanz gibt. Ich stehe morgens auf und lasse mich überraschen, wohin die Strömungen des Tages mich treiben werden. Wenn mir jemand über den Weg läuft, weiß ich vorher nie, was geschehen wird. Es entscheidet sich im Augenblick. Bei manchen Menschen werfe ich die Saat des Tao aus, bei anderen nicht, ohne daß ich weiß, warum es so ist. Es geschieht von selbst.«

»Du hast überhaupt keine Absichten und Vorsätze?« fragte Min Teng ungläubig.

»Lebten die Menschen im Einklang mit dem Tao, würde ich nach Vollkommenheit streben. Aber wenn die Menschen außerhalb des höchsten Sinnes leben, bemüht sich der Mensch des Tao nur noch darum, sein Leben zu erhalten. In einer Zeit wie der unseren ist das einzige, was er sich erhofft, Bestrafung zu vermeiden. Denn er ist ein Teil der Natur geblieben und somit ein Dorn in den Augen derjenigen, die sich von der Natur entfremdet haben. Der Mensch des Tao, selbst wenn er in Lumpen einhergeht, ist ein König unter den Menschen, die aus dem Tao gefallen sind, und wenn sie dies erkennen, werden sie von Neid und Haß auf ihn ergriffen und von Übelwollen gelenkt.«

»Dann richtet sich dein Streben nur danach, Bestrafung zu vermeiden?«

»Würde ich sonst vor den Häschern Prinz Yans flüchten?«

»Also hast du doch Angst vor dem Tod, denn sonst würdest du nicht vor ihnen flüchten!«

»Eine falsche Schlußfolgerung«, erwiderte Tschuang Tse. »Ich habe keine Angst vor dem Tod, aber es widerstrebt mir zutiefst, mein Leben durch den Willen eines abscheulichen Herrschers auslöschen zu lassen, der den Boden, auf dem er geht, mit jedem seiner Schritte beschmutzt.«

Beschämt senkte Min Teng den Kopf und faßte den Vorsatz, sich gegenüber Tschuang Tse nie wieder zu einer voreiligen Schlußfolgerung hinreißen zu lassen.

»Warum hast du mich eigentlich nach meinem Namen gefragt, als ich dich vor meinem Haus vorfand?« fragte Tschuang Tse. »Man hat dir doch bestimmt gesagt, wie ich aussehe.«

»Hauptmann Feng, der Führer der Palastwache, hat mir dein Aussehen beschrieben, als er mir Prinz Yans Befehl übermittelte, dich zu töten. Dein Erscheinungsbild entsprach auch seiner Beschreibung, aber ich wollte ganz sichergehen, daß ich nicht den falschen Mann vor mir hatte.«

Tschuang Tse lachte. »Hauptmann Feng hat den falschen Mann zu dem richtigen Mann geschickt: einen Soldaten, der nicht töten kann!«

»Wahrscheinlich hätte ich dich getötet, wenn du Angst vor dem Sterben gezeigt hättest – wie ein Hund denjenigen beißt, der sich vor ihm fürchtet.«

»Wie auch immer: Was bist du jetzt, Min Teng? Ein Soldat bist du nicht mehr, denn du hast den Befehl deines Hauptmanns mißachtet. Soldaten müssen gehorchen.«

»Ich weiß nicht, was ich jetzt bin. Ein Flüchtling aus meinem alten Leben bin ich, auf der Suche nach meinem neuen Leben.«

»Hast du es nie als falsch empfunden, daß dein Hauptmann dir befehlen konnte, was immer er auch wollte, und daß du ihm bedingungslos gehorchen mußtest? Hast du nie daran gedacht, daß es die Würde eines Menschen zerstört, wenn er sich die Freiheit seines Willens und Gewissens nehmen läßt?«

»Ich habe öfter daran gedacht und mir immer wieder gesagt, daß die bedingungslose Ausführung von Befehlen ein Opfer ist, das der Beruf des Soldaten verlangt. Verachtest du mich dafür, daß ich ein Soldat war?«

»Nein. Ich achte dich hoch dafür, daß du dir die Freiheit deines Willens und Gewissens erhalten hast, obwohl du ein Soldat warst.«

»Wie konntest du erkennen, daß ich noch keinen Menschen getötet habe?«

»Das habe ich dir bereits gesagt. Ich habe in deine Augen und in dein Herz geblickt. Die Taten eines Menschen hinterlassen Spuren in seinen Augen und seinem Herzen. Die Tötung eines Menschen hinterläßt deutliche Spuren.«

»Nicht jeder kann solche Spuren erkennen.«

»Jeder sieht, was er sehen kann.«

Min Teng war nicht ganz zufrieden mit dieser Antwort und hätte Tschuang Tse gern gefragt, warum er Dinge sah, die andere Menschen nicht sehen konnten, doch er zügelte seine Neugier mit dem Gedanken, daß Tschuang Tse anders war als alle Menschen, die bislang seinen Lebensweg gekreuzt hatten. Er war ein König unter den Menschen, ein König in Lumpen. Da war es nur folgerichtig, daß er auch eine andere Wahrnehmung hatte.

Außerdem wollte er Tschuang Tse nicht das Gefühl geben, daß er ihm nun doch Löcher in den Bauch fragte.

Ein Geschenk wird verschenkt

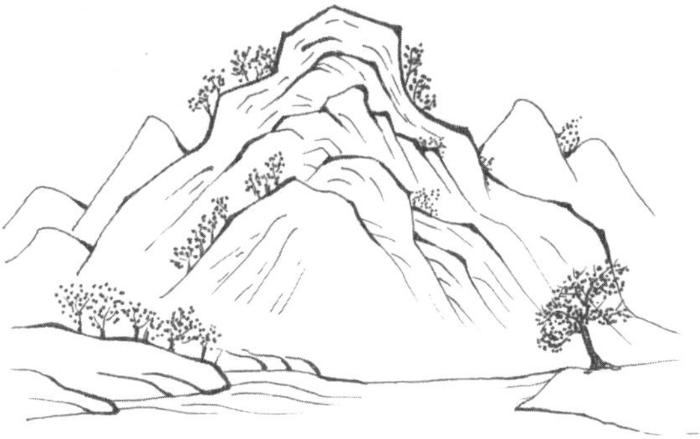

Die Reise der Flüchtlinge führte sie durch eine immer hügeliger werdende Landschaft mit hohen Gräsern, an wilden Kirschbäumen, im Wind tanzenden Weiden und in Gruppen stehenden Föhren vorbei, die miteinander zu flüstern schienen. Nur wenige Menschen kreuzten ihren Weg.

Als sie am späten Nachmittag zu ihrer Linken einen Bauernhof mit einem großen Maulbeergarten, Dutzenden von Pflaumen- und Zimtbäumen und einem Stall erblickten, rief Tschuang Tse seinem Begleiter zu: »Laß uns eine kleine Rast einlegen! Ich möchte mir ein bißchen die Beine vertreten.«

Sie hielten an und stiegen ab. Tschuang Tses Blick wanderte über die Landschaft. Im Westen erhob sich der

Tschen-Berg in der Mitte einiger Hügel, die ihn umgaben wie eine Kinderschar ihre Mutter.

»Ich werde bei den Pferden bleiben und auf dich warten«, erbot sich Min Teng.

»Siehst du die kleine Hütte abseits des Bauernhofs? Ich möchte wissen, wer darin wohnt«, sagte Tschuang Tse und machte sich auf den Weg dorthin.

Min Teng fragte sich, was Tschuang Tse ausgerechnet zu dieser unscheinbaren Hütte ziehen mochte, und kam zu dem Schluß, daß er die Beweggründe seines Begleiters sicherlich nicht immer erfassen würde. Um einen Weisen zu verstehen, hatte er einmal gehört, bedarf es eines anderen Weisen. Auch wenn Min Teng nicht mehr wußte, wer er war, so war er sich sicher, daß er kein Weiser war. Gedankenverloren blickte er Tschuang Tse nach, der mit langsamen Schritten durch das hohe Gras auf die einen Steinwurf östlich des Bauernhofs liegende Hütte zuging.

Als Tschuang Tse sie erreicht hatte, kam ein schlanker, barfüßiger Mann aus ihrem Inneren hervor, der etwa ein Jahrzehnt jünger sein mochte als er; seine Kleidung dagegen war nicht minder alt und zerschlissen als die seines Besuchers. Die beiden Männer blickten sich kurz in die Augen und begrüßten sich dann mit einer so freudigen Natürlichkeit, als wären sie gut miteinander befreundet.

»Mein Name ist Tschuang Tse. Ich reite mit meinem Begleiter nach He Jing«, erklärte der Weise, »und wollte meine Beine ein bißchen vertreten, wobei mir deine

Hütte als ein gutes Ziel erschien, obwohl ich im allgemeinen die Ziellosigkeit vorziehe.«

»Ich heiße Han Ting und freue mich über deinen Besuch. Magst du dich mit mir ins Gras setzen? So läßt es sich besser reden als im Stehen.«

Die beiden Männer ließen sich im Schatten der großen Eiche nieder, die wie ein treuer Wächter neben der Hütte stand und ihre Äste schützend über das Dach ausbreitete.

»Was willst du in He Jing machen?« fragte Han Ting.

»Ich möchte dort meinen Freund Kun Liang besuchen, den ich lange nicht gesehen habe. Und was machst du in deiner Hütte?«

Han Ting lachte. »Ich reise auch. Ich gehe den Weg vom Ich zum Selbst. Der Weg ist lang, und ich habe nicht viel Zeit. Wir sind in dieser Welt nur für einen Augenblick. Ich bin schon fast fünfzig Jahre alt, doch wenn ich zurückblicke auf meine Jugend, erscheint sie mir manchmal so nah, als wären seitdem nicht ein paar Jahrzehnte, sondern nur ein paar Monate vergangen. Die jungen Leute denken alle, ihr Leben würde ewig dauern. Und sagt man ihnen, daß es schneller dahinziehen wird als Wolken im Sturm, wollen sie es nicht glauben. Deshalb erfreue ich mich an jedem neuen Tag, der mir geschenkt wird. Freuden sind die Gewürze des Lebens, ohne sie schmeckt es fad.«

»Was sind deine größten Freuden?« fragte Tschuang Tse.

»Ich ziehe gern umher«, antwortete Han Ting, »spreche zu den Bäumen, lausche den Gesprächen der Vögel, lasse mich von Sonne und Wind liebkosen und genieße das Gefühl, ein Teil der Natur zu sein. Wenn ich mich ins Gras bette und in den Himmel schaue, bin ich nach einer Weile nicht mehr ich, sondern ein Teil des Himmels. Spreche ich zu den Bäumen und höre ihre lautlosen, freundlichen Antworten, bin ich nicht mehr ein Mensch, sondern ein Baum. Je mehr ich mein Ich vergesse, desto mehr Freude fühle ich. Das Ich ist eine Welle, die sich für das Meer hält. Das Selbst ist das Meer.«

Tschuang Tse lächelte. »Aus dir spricht die sanfte Stimme der Weisheit, Han Ting. Nun weiß ich, warum es mich zu deiner Hütte zog.«

»Mein jüngerer Bruder und seine Frau halten mich nicht für weise, sondern für einen Sonderling. Es fällt ihnen schwer zu verstehen, daß ich ziellos in den Tag hinein lebe, daß ich keinen Ehrgeiz habe und die Gesellschaft von Bäumen höher schätze als die von gewöhnlichen Menschen. Als ich jung war, dachte ich, Brüder würden sich verstehen. Aber körperliche und seelische Verwandtschaft gehen oft nicht Hand in Hand. Dennoch achten wir einander. Ich helfe meinem Bruder bei der täglichen Arbeit und verdiene mir so mein Essen und meinen Platz in dieser Hütte. Mein Bruder neigt nicht zum Trübsinn, doch ich habe ihn seit Wochen nicht mehr lachen gehört. Die lange Dürre in diesem Sommer macht ihm Kummer, die Falten auf seiner Stirn werden immer tiefer, von früh bis spät müht er sich ab und kommt nicht zur Ruhe. Abends sinkt er erschöpft auf seine Schlafmatte und bittet den Himmel um Regen, aber der Himmel erhört sein Flehen nicht. Der Regen wird kommen, wenn es soweit ist, wie alles im Leben.«

Tschuang Tse nickte zustimmend.

»Neulich warf mein Bruder mir vor«, fuhr Han Ting fort, »daß ich ohne Ehrgeiz sei. Ich fragte ihn daraufhin, warum ich mich anstrengen, warum ich kämpfen sollte. Mußte ich mich im Bauch meiner Mutter anstrengen, um geboren zu werden? Mußte ich als Kind kämpfen, um zu wachsen? Es geschah alles von selbst, die Natur ließ es geschehen. Wer bin ich, mich gegen die Weisheit der Natur aufzulehnen? Ich überlasse mich ihrem Fluß, gebe mich ihrem Wirken hin und fühle mich geborgen in ihrem Schoß. Der Natur angehören, natürlich sein, das ist mein Weg. Sollen die Menschen mich ruhig für einen Nichtsnutz und Faulpelz halten! Ich lasse mich nicht von ihnen maßregeln, ich folge den Regeln und dem Maß des großen Ganzen. Sollen sie vor Anstrengung stöhnend durch ihre Tage eilen, sollen sie die Lasten schleppen, die sie sich aufgebürdet haben! Ich will leichten Schrittes durch das Leben gehen. Sollen sie mich nur schelten und verachten! Ich schelte und verachte sie nicht. Ich lasse sie so leben, wie sie es für richtig halten, auch wenn sie meine Art zu leben, verurteilen und schmähen.«

Tschuang Tse lächelte. »Hast du schon einmal von dem Tao gehört?«

»Nein. Was ist das Tao?«

»Oh, das ist nicht leicht zu sagen, aber eigentlich

brauche ich es dir nicht zu erklären, denn du hast es bereits gefunden, ohne zu wissen, daß du es überhaupt gesucht hast – was übrigens die beste Art ist, es zu finden.«

Han Ting schien sich über Tschuang Tses Worte zu freuen, doch das Lächeln wich aus seinem Gesicht, als er weitersprach: »Vor einer Woche bin ich auf einer Wanderung einem sehr kaltherzigen, jungen Mann begegnet, dem mein Leben weniger wert war als meine Schuhe. Er zog seinen Dolch und sagte: ›Gib mir deine Schuhe – und ich lasse dir dein Leben. Gibst du sie mir nicht, nehme ich dir dein Leben und deine Schuhe!‹ Ich zog meine Schuhe aus und gab sie ihm. So konnte ich mein Leben retten, aber nun kann ich nicht mehr auf den Tschen-Berg steigen, wo ich mich dem Himmel immer so nahe fühle. Barfuß ist der Aufstieg nicht zu bewältigen. Ach, es ist wunderbar dort oben!«

»Warum begeistert dich der Tschen-Berg so sehr?«

»Es ist so friedlich dort. Keine Menschenstimmen durchdringen die tiefe Stille. Die Steilwände ragen erhaben in die Höhe, in den Kiefern stöhnt der Wind, keine Schritte stören den Frieden der Gräser. So weit das Auge sieht, erblickt es Grenzenlosigkeit. Ich atme den Frieden des Berges tief in mich ein und spüre, wie ich mein Ich immer tiefer unter mir zurücklasse und meinem Selbst immer näherkomme, weit entfernt vom Lärm und Staub der Welt. Mal steige ich in die Schlucht hinunter, die sich im grünen Bach spiegelt, mal sitze ich auf einem mächtigen Felsen und lerne von ihm, was Ruhe bedeutet. Der Berg ist mein Zuhause, viel mehr als diese Hütte auf dem Land meines Bruders, wo ich nur geduldet bin. Auf dem Berg, weitab von den rastlosen Geschäften der Welt, geht meine Seele an einem Tag Wege, für die sie hier unten eine Woche braucht. Was für den Reisenden ein schnelles Pferd ist, das ist für mich der Tschen-Berg auf der Reise zu meinem Selbst.«

Tschuang Tse beugte sich vor, zog seine Schuhe aus und reichte sie Han Ting, der abwehrend die Hände hob.

»Nein, nein! Du bist sehr gütig, aber deine Schuhe kann ich nicht annehmen!«

»Doch, das kannst du guten Gewissens. Ich habe noch ein anderes Paar in der Satteltasche, das ich im Grunde lieber trage als dieses.«

Han Ting nahm das unverhoffte Geschenk mit strahlenden Augen an.

Die beiden Männer standen auf, verbeugten sich zum Abschied in tiefer Achtung voreinander, und Tschuang Tse machte sich auf den Rückweg.

»Wo hast du deine Schuhe gelassen?« fragte Min Teng, als sein Blick auf die nackten Füße des Weisen fiel.

»Ich gab sie einem Mann des Tao, der sie nötiger braucht als ich«, erklärte Tschuang Tse und zog seine alten Schuhe aus der Satteltasche seines Pferdes hervor.

DAS ERSTARRTE MÄDCHEN

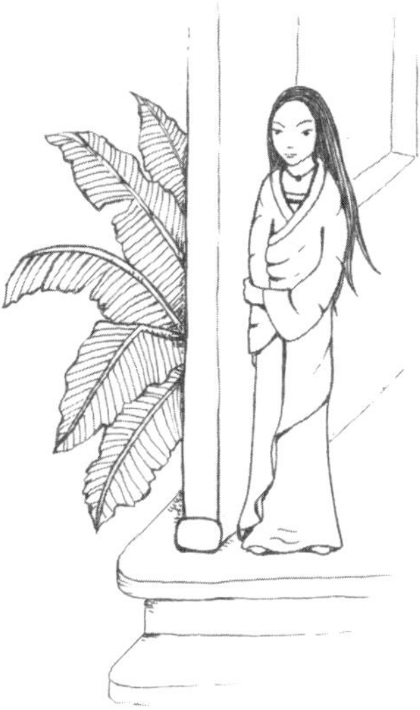

Die Sonne stand schon ein gutes Stück tiefer, als die beiden Reiter zu ihrer Rechten nicht weit vom Weg ein Haus sahen, auf dessen Terrasse ein etwa sechsjähriges Mädchen in einem roten Kleid stand. Tschuang Tse winkte ihm zu, doch es regte sich nicht. Das einzige, was sich an ihm bewegte, waren seine vollen hüftlangen Haare, mit denen der Wind spielte.

Während sie an dem Haus vorbeiritten, ließ Tschuang Tse das Mädchen nicht aus den Augen, und schließlich rief er Min Teng zu: »Warte! Etwas stimmt mit diesem Mädchen nicht.«

Überrascht brachte Min Teng seinen Rappen zum Stillstand: »Was stimmt mit ihm nicht?«

»Ist dir nicht aufgefallen, daß es wie ein hölzernes Standbild vor dem Haus steht? So, als sei es erstarrt. Es muß uns gesehen haben, doch sein Kopf folgte unseren Bewegungen nicht. Kinder sind neugierig, ihre Blicke folgen den Dingen, die sie sehen. Doch dieses Mädchen steht dort so reglos, so verschlossen gegenüber seinen Wahrnehmungen, als sei es blind.«

»Vielleicht ist es blind«, erwog Min Teng.

»Das glaube ich nicht. Laß uns zu ihm reiten!«

Min Teng nickte zustimmend und folgte Tschuang Tse, der seinen Braunen zu dem Haus lenkte. Als sie sich dem Mädchen näherten, fiel auch Min Teng auf, daß es sich ungewöhnlich verhielt. Völlig reglos stand es da und starrte in die Ferne, als würde es ihn und Tschuang Tse überhaupt nicht bemerken.

Die Reiter stiegen ab und banden ihre Pferde am Geländer der Terrasse fest.

Tschuang Tse ging mit langsamen Schritten auf das Mädchen zu und sprach es mit einem Lächeln an: »Wie heißt du?«

Das Mädchen schien ihn nicht wahrzunehmen, obwohl er drei Schritte vor ihm stand. Es verharrte in seiner seltsamen Erstarrung.

Tschuang Tse kniete sich auf die Holzbretter der Terrasse und sah dem Mädchen in die Augen, die durch ihn hindurchzublicken schienen.

»Wo sind deine Eltern?«

Nichts an dem Gesicht des Mädchens deutete darauf hin, daß es Tschuang Tses Worte hörte.

Der Weise stand wieder auf. Seine Stirn hatte sich in Falten gelegt.

»Ist hier jemand zu Hause?« rief er so laut, daß es im Inneren des Hauses deutlich zu hören sein mußte.

Niemand antwortete, nichts regte sich.

»Ich werde im Haus nachschauen«, erbot sich Min Teng. »Vielleicht schläft dort jemand so tief, daß er dich nicht hören kann.«

Tschuang Tse nickte beipflichtend, während sein besorgter Blick auf dem Gesicht des Mädchens ruhte.

Als Min Teng nach einer Weile mit bestürzter Miene zu ihm zurückkehrte, ohne ein Wort zu sagen, schickte Tschuang Tse sich an, selbst ins Haus gehen, doch Min Teng stellte sich ihm entgegen. »Geh nicht hinein! Es genügt, daß ich es gesehen habe.«

»Was hast du gesehen?«

Min Teng mußte tief durchatmen, bevor er antworten konnte. »Die übel zugerichteten Leichen einer Frau und eines Mannes, die mit Dolchstößen getötet wurden. Die Frau ist mißhandelt worden.«

Betroffen sah Tschuang Tse zu Boden und stöhnte.

»Es sind sicherlich die Eltern des Mädchens«, sagte Min Teng leise. »Vielleicht hat es gesehen, wie sie erstochen wurden. Womöglich ist es erst nach Hause gekommen, als die Greueltat schon geschehen war, und hat seine Eltern tot aufgefunden. Wie auch immer: Was das Mädchen erlebt hat, ist der Grund für seine Erstarrung.«

Tschuang Tse atmete tief durch und entschied: »Wir können das Kind nicht hier lassen. Es braucht dringend Hilfe. Wir nehmen es nach He Jing zu meinem Freund Kun Liang mit. Er ist ein hervorragender Heilkundiger. Wenn jemand diesem Mädchen helfen kann, dann ist er es.«

Tschuang Tse ging auf das Mädchen zu und nahm es bei der Hand. Widerstandslos ließ es sich von ihm zu den Pferden führen.

Ein Wiedersehen

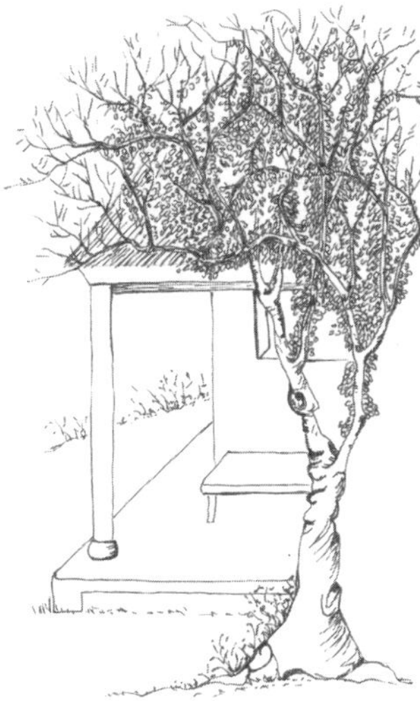

Von der Kuppe des Hügels, den die Reiter kurz vor Sonnenuntergang erreichten, bot sich ihnen eine gute Aussicht auf die Stadt He Jing, deren Häuser sich in mehreren Reihen an den Fluß Guo Hong schmiegten, als suchten sie Schutz an seinem stetig fließenden Wasser. Dschunken und Boote aller Größen und Farben waren an den Ufern festgemacht, andere fuhren in beiden Richtungen auf dem Fluß umher.

»Die Stadt ist schnell gewachsen«, brach Tschuang Tse das Schweigen, das zwischen ihnen herrschte, seit sie das Elternhaus des Mädchens verlassen hatten. Es saß vor Min Teng auf dem Rappen, scheinbar gleichgültig gegenüber allem, was mit ihm geschah.

Bald erreichten sie die ersten Häuser von He Jing und lenkten ihre Pferde auf den breiten, flußaufwärts führenden Uferweg, wo ein buntes, lautes Treiben herrschte. Händler aller Arten rühmten wort- und gestenreich ihre Waren. Betreiber von Garküchen hielten Ausschau nach hungrigen Gästen. Angler priesen ihre frisch gefangenen Fische an. Bauern verkauften Nutztiere, Reis, Obst und Gemüse. Sammler boten Pilze, Beeren und Nüsse feil. Mit Waren aller Art beladene Ochsenkarren bahnten sich einen Weg durch das dichte Menschengedränge.

In diesem betriebsamen Wirrwarr von Stimmen, Gesichtern, Farben und Gerüchen nahm kaum jemand Notiz von den Ankömmlingen. Jeder hier war zu sehr mit seinen eigenen Angelegenheiten beschäftigt, um einen genaueren Blick auf zwei berittene Reisende und ein Mädchen zu werfen.

»Schau!« sagte Tschuang Tse nach einer Weile und wies auf ein Haus, das nicht weit vom Flußufer entfernt auf einem kleinen Hügel stand. »Dort wohnt mein Freund!«

Die Reiter stiegen von den Pferden. Min Teng hob das Mädchen von seinem Rappen und setzte es auf dem Boden ab, wo es sich nicht vom Fleck rührte.

»Als wäre alles Leben aus ihr entwichen«, murmelte Tschuang Tse bekümmert und nahm das Mädchen bei der Hand.

Min Teng ergriff die Zügel der Pferde. So gingen sie den schmalen Weg zu Kun Liangs Haus empor und blieben vor der geräumigen Terrasse stehen.

»Kun Liang!« rief Tschuang Tse.

Wenige Augenblicke später öffnete sich die Tür, und ein Mann in Tschuang Tses Alter trat auf die überdachte Terrasse. Im Gegensatz zu dem feingliedrigen Tschuang Tse war er kräftig gebaut. Die Jahrzehnte hatten seine Haare noch nicht zu bleichen vermocht. Sein anfänglich ernster Gesichtsausdruck wich einem freudigen Lächeln, als er erkannte, wer ihn gerufen hatte. Seine strahlenden Augen verrieten Freude.

Die beiden Männer gingen aufeinander zu, blieben voreinander stehen und blickten sich wortlos lächelnd an. Min Teng, der bei den Pferden geblieben war, spürte die Stärke ihrer Wiedersehensfreude, die auf eine lange, gute Freundschaft hindeutete.

»Dies ist Min Teng«, sagte Tschuang Tse und wies auf seinen Begleiter.

Min Teng und Kun Liang verbeugten sich voreinander.

»Und dies ist ein Mädchen, dessen Name wir nicht kennen. Ihre Eltern wurden umgebracht, und der Schrekken darüber hat sie innerlich erstarren lassen. Es scheint so, als würde sie nicht mehr wahrnehmen, was um sie herum geschieht. Ich hoffe, daß du ihr helfen kannst.«

Kun Liangs Blick fiel voller Traurigkeit und Mitgefühl auf das Waisenkind.

»Ich werde mein Bestes tun. Kommt herein! Gerade

war ich dabei, mir ein Essen zu machen. Ihr habt sicherlich auch Hunger und Durst. Vielleicht können wir das Mädchen dazu bewegen, etwas zu essen und zu trinken.«

Die Ankömmlinge nahmen die Sättel von ihren Pferden und folgten mit dem Kind Kun Liang in sein Haus.

Sandkörner im Wind der Schöpfung

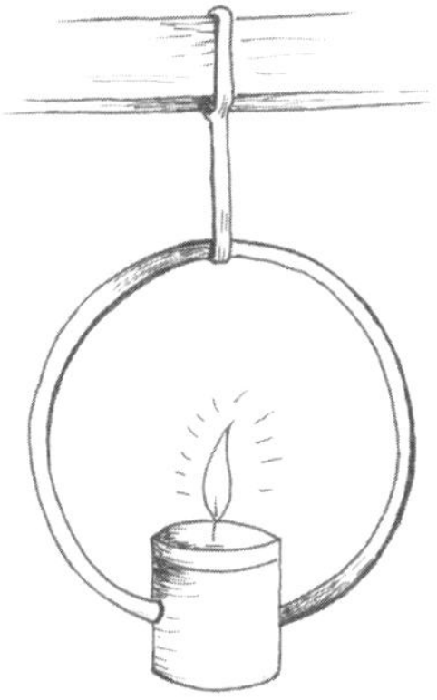

Das Mädchen saß teilnahmslos auf der Sitzmatte neben Tschuang Tse vor den Schalen mit den Speisen, die Kun Liang für seine unverhofften Gäste aufgetischt hatte. Auch Durst schien es nicht zu verspüren. Die behutsamen Versuche Kun Liangs, es zu füttern, erwiesen sich als erfolglos.

»Hat das Mädchen den Mord an seinen Eltern gesehen?«

»Das wissen wir nicht«, antwortete Tschuang Tse auf die Frage seines Freundes.

»Es hat höchstwahrscheinlich die Leichen seiner Eltern gesehen. Sie waren schrecklich zugerichtet«, ergänzte Min Teng.

»Wenn es so war, hat dieser Anblick sie in ihre Starre versetzt«, brach Kun Liang das Schweigen, das nach Min Tengs Worten eingetreten war. »Sie nimmt uns wahr, doch wir können nicht zu ihr durchdringen. Sie hat eine unsichtbare Mauer um sich herum gezogen. Dies ist eine Schutzmaßnahme ihrer Seele, die ihr helfen soll, an dem Furchtbaren, das sie erlebt hat, nicht zu zerbrechen. Es wäre falsch und gefährlich zu versuchen, sie aus ihrer Lähmung zu reißen. Man muß behutsam mit ihr umgehen und ihr die Zeit geben, die sie braucht. Wenn sie aus ihrer Erstarrung erwacht, wird sie sich vielleicht an ihr schreckliches Erlebnis nicht mehr erinnern können. Es ist gut, daß ihr sie zu mir gebracht habt. Leider erlaubt meine Arbeit nicht, daß ich mich in dem Maße um sie kümmern kann, wie sie es jetzt braucht. Sie benötigt Menschen, die immer für sie da sind und ihr mit ihrer Nähe Halt und Vertrauen schenken. Man darf das Mädchen in der nächsten Zeit keinen Augenblick allein lassen. In meiner Nachbarschaft wohnt ein Ehepaar, das keine Kinder bekommen kann, obwohl es sich das so sehr wünscht. Es sind zwei gütige, warmherzige Menschen. Sie werden das arme Mädchen gern fürs erste bei sich aufnehmen und es wie ihre eigene Tochter behandeln. Sie können ihm die ständige Liebe, Aufmerksamkeit und Geborgenheit geben, die es jetzt braucht, um seinen furchtbaren Schrecken und den großen Verlust zu überwinden. Und ich werde so viel Zeit mit ihr verbringen, wie ich eben erübrigen kann.«

Kaum hatte Kun Liang diese Worte gesagt, schloß das

Mädchen seine Augen, sackte zur Seite und war im Nu eingeschlafen.

»Schlaf gut, mein Kind«, murmelte Kun Liang und legte liebevoll eine Decke über die Waise.

Nach dem Essen, das die drei Männer schweigend eingenommen hatten, erzählte Tschuang Tse in knappen Worten von seiner Begegnung mit Min Teng und ihrer Entscheidung, gemeinsam nordwärts nach Wei zu flüchten, um sich Prinz Yans Machtbereich zu entziehen.

»Prinz Yan ist ein giftiger Verbrecher, ein heimtückischer Mörder, der Angst und Schrecken im Land verbreitet!« sagte Kun Liang mit Zorn in der Stimme. »Gäbe es in Sung Gerechtigkeit, würde er schon lange nicht mehr auf seinem Thron sitzen, sondern vom Scharfrichter geköpft in der Erde verwesen! Viele Menschen in dieser Stadt denken so, doch niemand wagt es, seine Überzeugung in der Öffentlichkeit auszusprechen, denn Prinz Yans Spione sind allgegenwärtig. Manchmal verschwinden Menschen von heute auf morgen, als hätte es sie nie gegeben. Menschen, die sich dazu hinreißen ließen, am falschen Ort zur falschen Zeit die richtigen Worte zu sagen. Ich habe schon mehrmals mit dem Gedanken gespielt, das Land zu verlassen, aber es gibt Menschen in He Jing, die mir ans Herz gewachsen und auf meine Hilfe angewiesen sind. Ich käme mir wie ein eigensüchtiger Feigling vor, wenn ich sie im Stich ließe. Außerdem ist es möglich, daß Prinz Yans Schreckensherrschaft bald beendet sein wird. Schon vor Monaten hat sich ein Geheimbund gebildet, der von Woche zu Woche stärker wird und das Ziel verfolgt, das Land von seinem unwürdigen, schändlichen Herrscher zu befreien.«

»Es ist unmöglich, einen Anschlag auf Prinz Yan zu verüben«, wandte Min Teng ein. »Er wird Tag und Nacht von seinen kampfstärksten Soldaten bewacht. Sein Palast gleicht einer Festung, und er verläßt ihn so gut wie nie.«

»Es mag überaus schwierig sein, aber unmöglich ist es nicht«, entgegnete Kun Liang. »Die Frage ist allerdings, ob sich die Lage im Land unter dem Einfluß eines neuen Herrschers verbessern würde. Macht verdirbt fast jeden Menschen und bringt seine schlechtesten Eigenschaften zum Vorschein.«

Der Heilkundige stand auf und entzündete drei Laternen, da das Licht im Haus immer mehr von der Dunkelheit des hereinbrechenden Abends verdrängt wurde. Er bereitete einen Tee zu, stellte Kanne und Schalen auf den Tisch und setzte sich wieder zu seinen Gästen.

»Wer nach Macht strebt, beweist schon durch sein Streben, daß er ihrer nicht würdig sein wird«, sagte Tschuang Tse. »Machtstreben ist immer ein Zeichen mangelnder Weisheit. Deshalb wird es niemals weise, sondern nur mehr oder weniger verdorbene Herrscher geben! In meinem kleinen Dorf habe ich nicht viel von dem gesehen, was in Sung und den Nachbarländern geschieht, aber das, was ich von Menschen gehört habe, die viel gereist und viel erlebt haben, hat mich nicht gerade hoffnungsvoll gestimmt.«

»Ich teile dein Empfinden«, sagte Kun Liang. »Wir leben in einer Zeit großer Umwälzungen, die sich auf alle Bereiche des Lebens erstrecken. Alles verändert sich mit wachsender Geschwindigkeit, jedoch nicht zum Guten. Die Fürsten und Könige waren ja schon immer darauf bedacht, ihre Streitmächte zu verstärken, doch nun übertreffen sie sich gegenseitig dabei. Sie opfern kaltlächelnd Tausende und Abertausende von Soldaten in blutigen Schlachten, um ihre Macht zu erhalten oder zu stärken. Alle Herrscher führen Krieg gegen andere Länder, verbünden sich miteinander gegen Dritte, um sich dann gegenseitig in den Rücken zu fallen. Manchmal weiß man in diesem ganzen Durcheinander kaum noch, wer gerade wen bekriegt. Der Feind von gestern ist der Verbündete von heute und der Verratene von morgen. Eins zumindest ist beständig: Jeder Fürst, jeder König erstrebt die Vorherrschaft über alle anderen Reiche. Doch es herrscht nicht nur Krieg zwischen, sondern auch in den Ländern: Krieg zwischen den wenigen Reichen und den vielen Armen!«

Kun Liang unterbrach seine Erklärungen mit einem Seufzer. »Durch den blühenden Handel ist eine neue Klasse von Kaufleuten entstanden, die mit Gegenständen des täglichen Gebrauchs wie Stoffen, Getreide, Salz und mit Metallen, Leder, Holz und Fellen ihre Geschäfte machen. Die reichsten Kaufleute besitzen außerdem große Unternehmen, vor allem Bergwerke und Eisengießereien, stellen immer mehr Arbeiter und Handelsvertreter ein und verfügen über Tausende von

Dschunken und Karren, mit denen sie ihre Waren auf den Flüssen und auf dem Land befördern. Ihr Reichtum und ihre Macht wachsen unaufhörlich. Sie verbünden sich mit den Landesherrschern oder stehen ihnen als Berater zur Seite. Durch diese Entwicklung sind wir unter anderem in den fragwürdigen Genuß des Geldes gekommen, das von den reichen Kaufleuten hergestellt und ausgegeben wird.«

»Ich habe mich schon öfter gefragt, warum die Metallmünzen, die hier in Sung und in anderen Ländern in Umlauf sind, ausgerechnet die Form eines Messers haben«, sagte Tschuang Tse.

»Weil ein Messer nützlich ist«, erwiderte Min Teng. »Und Münzen sind es auch. Sie haben uns von der Umständlichkeit des Tauschhandels befreit.«

»Ein Messer ist aber auch eine Waffe«, stellte Tschuang Tse fest, »und ich sehe, daß das Geld zu einer immer mächtigeren Waffe wird, mit der die Reichen die Armen ausbeuten und unterdrücken.«

»Dem stimme ich zu«, sagte Kun Liang. »Welche Form das Geld auch immer haben mag, es wird von Menschen als Waffe gegen Menschen eingesetzt. Hier in Sung haben wir messerförmige Münzen. In anderen Ländern gibt es runde Münzen mit Löchern in der Mitte und Münzen in der Form eines Eisenspatens. Die Formen des Geldes werden sich mit der Zeit ändern, wie sich alles ändert, was Menschen erfinden, aber der Inhalt des Geldes wird immer derselbe sein: Macht über andere Menschen! Die armen Bauern leiden schon jetzt unter der wachsenden Macht der reichen Handelsunternehmer und Großgrundbesitzer. Sie verschulden sich mehr und mehr und werden früher oder später von ihrem Land vertrieben. Um zu überleben, müssen sie sich im Bergbau, in Eisengießereien, Salinen und handwerklichen Betrieben verdingen. Diese Entwicklung wird letztlich zum Zerfall der bäuerlichen Familien und der alten Dorfgemeinschaften führen. Und das ist sehr bedauerlich, denn es wird die Menschen einsam machen und ihre Seelen verarmen lassen.«

»Du hast das richtige Wort benutzt«, sagte Tschuang Tse, »die landlosen Bauern müssen sich verdingen. Sie müssen sich zu Dingen machen lassen, zu Arbeitsmaschinen, sie müssen sich entmenschlichen lassen, nur um genug zu essen und ein Dach über dem Kopf zu haben.«

Kun Liang seufzte erneut. »Ich lebe schon seit über zwanzig Jahren in He Jing. Als ich mich hier als Heilkundiger niederließ, war es noch ein ruhiges Dorf. Jetzt ist es eine betriebsame Stadt. Die Menschen hier haben zwar mehr Geld als früher, aber weniger Zeit. Sie sind öfter krank als damals, ihr Mitgefühl und ihre Zufriedenheit haben nachgelassen, ihre Eigensucht und innere Unruhe haben zugenommen. Viele arbeiten für den Großkaufmann Hong Wang, der mit allem handelt, womit er Gewinn erzielen kann. Hong Wang ist ein schlauer und gewissenloser Geschäftsmann, getrieben von unersättlicher Geldgier. Er schläft nachts nur wenig, und den Rest seiner Lebenszeit widmet er seinen Geschäften. Von dem Geld, das er bereits besitzt, könnten Tausende von jungen Menschen bis ans Ende ihrer Tage leben, doch er will immer noch mehr!«

»Er mag ein schlauer Kaufmann sein, aber er ist ein dummer Mensch, ein törichter Sklave seiner Besitzgier!« stellte Tschuang Tse fest.

Kun Liang nickte zustimmend. »Hong Wang allerdings ist felsenfest davon überzeugt, daß er der klügste und bedeutendste Mann dieser Stadt ist, weil er der reichste und mächtigste ist. Dabei ist er nur ein gewöhnlicher Mensch, nicht einmal ein guter, und sein geschäftlicher Erfolg hat seine schlechten Eigenschaften noch verstärkt.«

»Wir alle«, sagte Tschuang Tse, »ob Kaufleute oder Bettler, ob Fürsten oder Bauern, ob Narren oder Weise, sind nichts weiter als Sandkörner im Wind der Schöpfung. Aber warum erzählst du uns von einem gewöhnlichen, nicht einmal guten Menschen?«

DIE VERKAUFTE FRAU

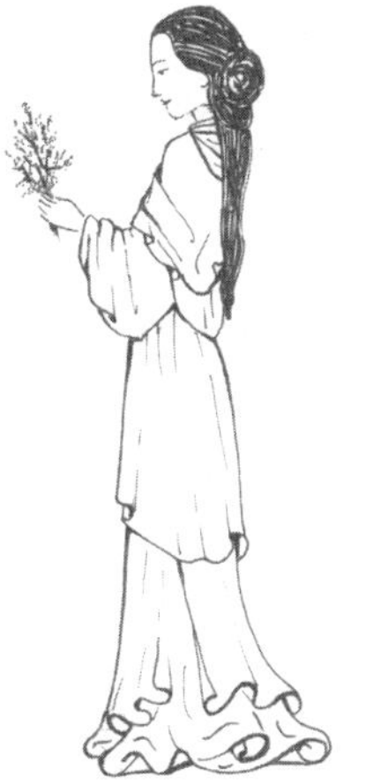

Kun Liang goß seinen Gästen Tee ein, bevor er auf Tschuang Tses Frage antwortete: »Dieser gewöhnliche, schlechte Mensch droht das Leben eines außergewöhnlichen, guten Menschen zu verunstalten: einer jungen Frau, die für mich wie eine Tochter ist. Vor einer Woche hatte sie ihren neunzehnten Geburtstag. Sie hat mich oft auf meiner Suche nach Heilpflanzen begleitet und kennt ihre Wirkungen und Anwendungsweisen inzwischen fast schon so gut wie ich. Auch wenn ich ihr noch nicht mein ganzes Wissen vermitteln konnte und es ihr zwangsläufig an Erfahrung mangelt, könnte sie durchaus schon selbständig als Heilkundige tätig sein. Wir haben lange und tiefe Gespräche miteinander geführt, über die Heilkunde, das Leben, die Menschen, über das Tao. Trotz ihrer Jugend denkt sie hoch und weit. Sie hat ein heiteres Gemüt, ein sonniges Lächeln und die unterschiedlichsten Begabungen. Wenn sie singt, fühlt meine Seele sich reich beschenkt. Sie ist das einzige Kind einer Näherin, die nicht weiß, was sie an ihrer Tochter hat und was sie ihr schuldet. Wenn man die beiden miteinander sieht, erkennt man sofort ihre körperliche Verwandtschaft, doch ihre Seelen könnten sich kaum fremder sein. Leider ist Yu Lins Vater vor einigen Jahren gestorben. Wenn er noch lebte, wäre es nie so weit gekommen. Auch wenn er sie vielleicht nicht ganz verstanden hätte: Er hätte zumindest ihren Willen geachtet.«

»Was will sie denn?« fragte Tschuang Tse.

»Ich sage dir, was sie nicht will: die dritte Frau Hong Wangs werden! Wie oft hat Yu Lin ihre Mutter angefleht, dem Werben Hong Wangs zu widerstehen und seine Geschenke nicht anzunehmen! Aber diese hartherzige, geldgierige Näherin hat sich schließlich kaufen lassen! Hong Wang hat sie mit der Waffe des Geldes besiegt.«

Kun Liangs Miene drückte Ärger aus. »Und nun will sie ihre Tochter an ihn verkaufen, obwohl sie weiß, daß Yu Lin nichts als Verachtung für Hong Wang empfindet! Sie werde ihn mit der Zeit schon lieben lernen, behauptet sie. Als sei Liebe etwas, das man lernen könne! In einer Woche soll sie zu Hong Wang ziehen, der sie nicht einmal liebt, sondern sich nur mit ihrer Schönheit schmücken will. Dann wird Yu Lin allerdings nicht mehr hier sein, da sie sich entschlossen hat, aus He Jing zu fliehen. Ich werde darunter leiden, sie nicht mehr in meiner Nähe zu haben. Aber ich würde noch mehr darunter leiden, hilflos mit ansehen zu müssen, wie ihre Seele und ihr Körper als dritte Frau dieses größenwahnsinnigen, gewissenlosen Kaufmanns geschändet würden. Deshalb unterstütze ich ihren Fluchtwillen.«

»Wohin will Yu Lin fliehen?«

»An einen Ort, wo sie vor der Entdeckung durch Hong Wangs Handlanger sicher ist«, antwortete der Heilkundige auf Tschuang Tses Frage. »Aber wo wäre sie das schon? Seine Beziehungen reichen bis in die entlegensten Dörfer von Sung. Er wird sie im ganzen Land suchen lassen und sie für ihre Flucht bestrafen, wenn er sie findet, denn er betrachtet sie schon jetzt als sein Eigentum, als eine Ware, die er angezahlt hat. Ihre Flucht wird unabhängig davon nicht ungefährlich sein in diesen wirren Zeiten. Ich werde mir große Sorgen um sie machen. Überall im Land gibt es Wegelagerer, denen Yu Lin auf keinen Fall in die Hände fallen darf. Ich habe ihr noch gestern angeboten, sie ein Stück auf ihrem Weg zu begleiten, doch sie will nicht, daß ich in Verbindung mit ihrer Flucht gebracht werden kann. Sie befürchtet, daß Hong Wang sich nach meiner Rückkehr an mir rächen würde, denn auf seine Rachsucht ist Verlaß. Noch kürzlich hat er den Sohn eines Schreiners von seinen Schergen übel zurichten lassen, weil er sich heimlich mit seiner ältesten Tochter getroffen hat. Die drei Männer, die den armen Jungen überfallen haben, trugen Masken, aber er hat die Stimme eines der Handlanger erkannt.«

»Warum geht der Schreinersohn nicht zum Richter?« fragte Min Teng.

Kun Liang lachte bitter. »Der Richter würde nichts unternehmen, da er von Hong Wang bestochen wird, wie alle einflußreichen Männer in dieser Stadt. Es ist eine Schande, aber ...«

Bevor Kun Liang weitersprechen konnte, klopfte jemand dreimal an seine Haustür, und seine eben noch empörte Miene verwandelte sich in ein Lächeln.

»Komm herein, Yu Lin!« rief er.

Eine Zusammenkunft von Flüchtlingen

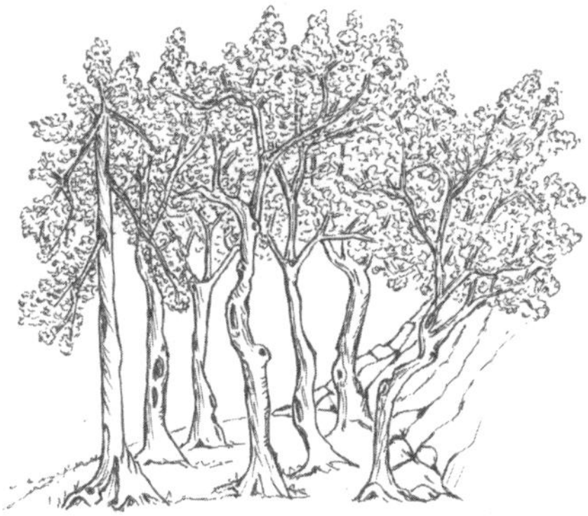

Als Yu Lin das Haus betrat, war es Min Teng, als habe er sie irgendwo schon einmal gesehen, obwohl er ihr noch nie begegnet sein konnte. In dem Dorf, wo er bis zu dem Tod seiner Eltern gelebt hatte, gab es keine junge Frau von einer solchen Schönheit und Anmut. Und im Palast des Prinzen Yan hatte er nur Männer um sich gehabt, Leibwächter der Palastgarde, die oft und gern über liebreizende Frauen redeten – vor allem wohl, weil sie nie welche zu Gesicht bekamen, denn nur die Eunuchen hatten Zugang zu dem Teil des Palastes, den Prinz Yans Frauen bewohnten.

Der zweite Eindruck, den Min Teng von ihr gewann, war nicht weniger rätselhaft. Obwohl nach wie vor nur die drei Laternen brannten, schien es ihm, als sei es heller im Raum geworden, seitdem Yu Lin eingetreten war.

»Yu Lin! Gerade haben wir von dir gesprochen«, sagte Kun Liang mit freudigem Gesicht. »Komm und geselle dich zu uns! Dies ist mein Freund Tschuang Tse. Und der junge Mann heißt Min Teng. Dieses schlafende Mädchen haben sie mir gebracht.«

Yu Lin verbeugte sich lächelnd vor Kun Liang und seinen Gästen und ließ sich auf der noch freien Sitzmatte am Tisch nieder.

Ihre ersten Blicke und Worte galten Tschuang Tse. »Ich freue mich sehr, den Weisen kennenzulernen, von dem Kun Liang mir so viel erzählt hat. Ich habe mir schon oft gewünscht, dir einmal zu begegnen.«

»Ich erwidere deine Freude«, sagte Tschuang Tse.

Yu Lins Blick, der von Sanftmut, aber auch von Mut zeugte, fiel auf Min Teng. »Bist du ein Freund Tschuang Tses?«

»Das wäre ich gerne, doch ich bin nur sein Begleiter.«

»Wer ist dieses Mädchen?«

»Wir kennen seinen Namen nicht«, antwortete Kun Liang. »Es hat seine Eltern durch ein grausames Verbrechen verloren. Ich will versuchen, es von dem Schrecken zu heilen, der von seiner Seele Besitz ergriffen hat. Dabei zähle ich auf die Hilfe meines Freundes Tan Wong und seiner lieben Frau.«

Yu Lins Lächeln wich bei Kun Liangs Worten aus ihrem Gesicht, das nun Bestürzung und Mitleid für das Mädchen widerspiegelte.

»Sein zartes Alter und liebliches Gesicht konnten es nicht vor diesem schweren Schicksalsschlag schützen«, sagte Kun Liang und seufzte. »Doch nun verrate mir, Yu Lin: Was führt dich so spät noch zu mir?«

Da Yu Lin zögerte, ihm zu antworten, ermutigte er sie: »Du kannst offen sprechen! Meine Gäste genießen mein Vertrauen und wissen um die Lage, in der du dich befindest.«

»Ich habe mich entschlossen, schon morgen früh zu fliehen«, sagte sie, »auch wenn ich noch immer nicht weiß, wohin ich reiten soll. Aber sobald ich mich erst einmal auf den Weg gemacht habe, wird er mich schon zu meinem Ziel führen.«

»Schon morgen?«

Yu Lin nickte entschlossen.

»In meinem Haus findet eine Zusammenkunft von Flüchtlingen statt«, stellte Kun Liang fest.

»Ihr befindet euch auf der Flucht?« wandte sich Yu Lin überrascht an Tschuang Tse.

»Ja, wir flüchten vor Prinz Yan nach Wei. Er sieht in mir eine Bedrohung seiner Macht und will mich töten lassen.«

»Flüchtest du auch vor Yan?« fragte sie Min Teng.

»Ja. Er trachtet mir nach dem Leben, weil ich seinen Befehl nicht ausgeführt habe.«

»Welchen Befehl?«

»Tschuang Tse zu töten.«

Yu Lin sah ihn erst ungläubig, dann nachdenklich und dabei so eindringlich an, daß Min Teng ihrem Blick nicht standhalten konnte und den Kopf senkte.

»Warum hast du den Befehl nicht ausgeführt?«

Min Teng hob den Kopf wieder und stellte sich Yu Lins prüfendem Blick. »Weil Tschuang Tse mir bewußt gemacht hat, daß ich kein Mörder bin!«

»Hast du denn noch nie einen Menschen getötet?«

»Glücklicherweise hat das Schicksal mich davor bewahrt.«

»Wird es dir nicht schwerfallen, deine Heimatstadt und deine Mutter aufzugeben?« wandte sich Tschuang Tse an die junge Frau.

»Meine Heimatstadt wird sich in wenigen Tagen in einen Kerker verwandeln, wenn ich sie nicht verlasse. Meine Mutter habe ich bereits aufgegeben, denn sie hat sich mit dem Scheusal Hong Wang aus selbstsüchtigen Gründen gegen mich verbündet. Ich würde mit leichtem Herzen flüchten, wenn ich mich nicht von Kun Liang verabschieden müßte, der wie ein Vater meiner Seele ist. Auch meine Freundin Wan Jing wird mir fehlen.«

»Fürchtest du nicht, daß Hong Wangs Handlanger dich verfolgen und zurückbringen werden?« fragte Tschuang Tse.

»Ich habe meiner Mutter heute gesagt, daß ich morgen nach Sonnenaufgang ausreiten will, um Heilpflanzen für Kun Liang zu suchen, und am späten Nachmittag zurückkehren werde. Da ich dies jede Woche einmal tue, hat sie keinen Verdacht geschöpft. Sie wird sich erst bei Sonnenuntergang fragen, warum ich noch nicht zurückgekehrt bin, und zu Hong Wang laufen, um ihm mein Ausbleiben zu klagen. Seine Männer werden am Morgen darauf mit der Suche nach mir beginnen. Dann habe ich schon einen großen Vorsprung. Und sie wissen nicht, in welche Richtung ich reite. Ich weiß es ja selbst noch nicht. Mehr als die Verfolgung durch Hong Wangs Männer fürchte ich die Gefahren der Reise.«

»Warum reitet ihr nicht zusammen nach Sung?« wandte sich Kun Liang an Tschuang Tse. »Ihr würdet Yu Lin Schutz bieten. Sie könnte sich dauerhaft vor Hong Wang in Sicherheit bringen, denn sein Einfluß endet an der Grenze zu Wei. Und ich müßte mir keine Sorgen um sie machen, weil ich sie in eurer Obhut wüßte. Was haltet ihr davon?«

Obwohl Yu Lin ihre Freude über Kun Liangs Worte nicht verbergen konnte, sagte sie: »Ich würde Tschuang Tse und Min Teng bestimmt zur Last fallen.«

»Das wirst du sicherlich nicht!« erwiderte Kun Liang.

»Kun Liang hat einen guten Vorschlag gemacht, und wir sollten ihn annehmen«, entschied Tschuang Tse.

Min Teng nickte beipflichtend, der Heilkundige lächelte zufrieden und Yu Lin wirkte sprachlos vor Erleichterung.

»Ihr könntet euch morgen früh auf dem Hügel der sieben Eschen treffen«, schlug Kun Liang vor. »Er liegt unweit der Stadt auf dem Hauptweg nach Norden. Wenn ihr zügig reitet, werdet ihr am Abend Mang Wu erreichen, die letzte Stadt vor der Grenze nach Wei.

Dort führt Mo Tschen, der Bruder meiner verstorbenen Frau, ein Gasthaus mit dem Namen ›Goldener Drache‹, das am südlichen Ufer des Sees liegt. Ich werde ihm einen Brief schreiben, den ihr ihm übergebt. Bei meinem Schwager könnt ihr zu Abend essen und die Nacht in Sicherheit verbringen. Von Mang Wu aus ist es nur noch ein weiterer Tagesritt bis zur Landesgrenze. Mo Tschen kennt sich in dieser Gegend gut aus und wird euch den sichersten Weg beschreiben. Auch kann er euch raten, an welcher Stelle ihr die Grenze überqueren solltet, um die Gefahr einer Entdeckung so gering wie möglich zu halten. Die Reiche Wei und Sung haben zwar vor einem halben Jahr einen Friedensvertrag geschlossen, aber das wird der Wachsamkeit der Soldaten keinen Abbruch tun. Ihr müßt Vorsicht walten lassen! Möge das Schicksal euch wohlgesinnt sein!«

Yu Lin erhob sich von ihrem Sitzkissen. »Ich danke dir für deine Hilfe, Kun Liang! Und ich danke euch, Tschuang Tse und Min Teng, daß ich mich euch anschließen darf! Leider muß ich nun gehen, um nicht zu spät zu meinem letzten Abendessen mit meiner Mutter zu kommen.«

Auch Kun Liang stand auf und sagte: »Ich werde dich zum Gartentor begleiten.«

Yu Lin verbeugte sich vor Tschuang Tse und Min Teng und folgte Kun Liang ins Freie.

EINE GABE DES HIMMELS

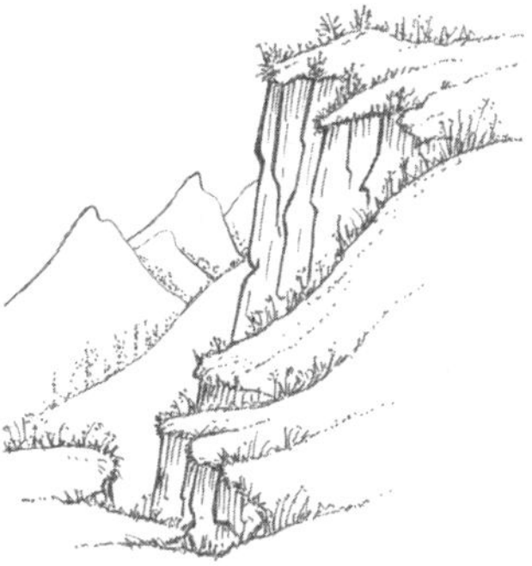

Durch die offene Tür folgte Tschuang Tses Blick seinem Freund und der jungen Frau. »Wie schwer es ihm fällt, sich von ihr zu verabschieden! Wie traurig es ihn macht, auch wenn er versucht, es nicht zu zeigen!«

»Sein Gesicht kann seine Traurigkeit verbergen, doch sein Gang und seine Körperhaltung verraten seine Gefühle«, ergänzte Min Teng. »Hat Kun Liang keine Familie?«

»Er verlor seine Frau bei der Geburt ihres ersten Kindes. Trotz all seiner Heilkünste konnte er ihr Leben und das des Kindes nicht retten. Seitdem hat er keine Frau mehr lieben können und widmet seine ganze Kraft den Kranken.«

Min Tengs Gesicht offenbarte Mitgefühl. »Warum ist das Schicksal oft so hart zu guten Menschen?« Sein Blick fiel auf das schlafende Mädchen. »Warum hat es diesem unschuldigen Kind die Eltern geraubt? Weshalb kennt das Schicksal keine Gerechtigkeit, kein Erbarmen?«

»Gute und Böse werden gleichermaßen vom Schicksal geschlagen«, antwortete Tschuang Tse. »Liebreiz und Sanftmut sind Eigenschaften, die sich jeder Mann von seiner Frau wünscht; doch so manche liebreizende und sanftmütige Frau gerät an einen Mann, der sie demütigt und schlägt und ihr die Freude am Leben raubt. Pflichttreue ist eine Eigenschaft, die sich jeder Herr von seinem Diener wünscht; doch ein pflichttreuer Diener findet nicht immer Glauben, weshalb schon mancher den Tod in ungerechtfertigter Verbannung erleiden mußte. Unschuld und Folgsamkeit sind Eigenschaften, die sich alle Eltern von ihren Kindern wünschen; aber ein Kind, das unschuldig seinen Eltern dient, wird nicht immer von ihnen geliebt, weshalb schon so manches Kind tiefen Kummer erdulden mußte.«

Tschuang Tse trank einen Schluck Tee und sagte: »Auch mich hat das Schicksal mit einem grausamen Schlag getroffen. Als meine Frau vor vielen Jahren starb, überwältigte mich ein schier unerträglicher Schmerz. Doch als ich mich schließlich besann, woher meine Frau gekommen war, erkannte ich, daß ihr Ursprung jenseits der Geburt lag, jenseits der Leiblichkeit und jenseits der Wirkungskraft: im Unfaßbaren. Zuerst vermischte sich etwas im Unfaßbaren, das sich durch seine Vermischung wandelte und durch seine Wandlung Wirkungskraft gewann. Die Wirkungskraft veränderte sich wiederum und bekam Leiblichkeit. Die Leiblichkeit wandelte sich ihrerseits um und führte zur Geburt meiner Frau. Schließlich trat abermals eine Verwandlung ein, die zu ihrem Tod führte. Diese Vorgänge folgten einander wie Frühling, Sommer, Herbst und Winter, der Kreislauf der vier Jahreszeiten. Als mir dies bewußt wurde, versiegte mein Tränenfluß. An meinem Schmerz und meiner Trauer festzuhalten, hätte bedeutet, das Schicksal nicht zu verstehen. Wenn jemand müde ist und sich hingelegt hat, sollten wir ihn nicht mehr ansprechen. Meine Frau hatte sich für eine Weile niedergelegt, um im Unfaßbaren zu schlafen, aus dem sie einst erwacht war und eines Tages wieder erwachen wird. Ihre Ruhe mit dem Lärm meiner Klagen zu stören, hätte nur gezeigt, daß ich das höchste Gesetz der Natur nicht verstanden habe.«

Min Teng war sich nicht sicher, ob er Tschuang Tse richtig verstanden hatte, und deshalb fragte er ihn: »Du hast also erkannt, daß es deine Frau schon vor ihrer Geburt gegeben hatte und auch nach ihrem Tod geben wird, und deshalb verging deine Trauer?«

»So ist es. Ihre Seele lebte schon vor ihrer Geburt und verband sich mit ihrem Körper, von dem sie sich im Tod wieder löste. Wenn ihre Seele sich danach sehnt, sich irgendwann wieder mit einem Körper zu verbinden, wird eine neue Geburt stattfinden und ein neuer Tod. Dies ist der natürliche Lauf der Dinge und weder ein Grund zur Traurigkeit noch zur Angst. Dennoch fürchten fast alle Menschen den Tod, schleppen tagaus, tagein die Last ihrer Furcht mit sich und vermindern damit ihre

Freude am Leben. Sie gleichen Wanderern, die ihr Haus am Morgen verlassen und während ihrer ganzen Wanderung Angst haben, am Abend wieder nach Hause zurückzukehren.«

»Dann ist die Seele eines Menschen unabhängig von dem Körper, mit dem sie sich verbindet«, folgerte Min Teng.

»So unabhängig wie mein Körper von dem Haus ist, das ich heute morgen aufgegeben habe.«

Nachdem Min Teng eine Weile über Tschuang Tses Auskünfte nachgedacht hatte, fragte er: »Warum verbindet sich die Seele überhaupt mit einem Körper? Warum verweilt sie nicht in ihrer Unabhängigkeit?«

»Ich weiß es nicht. Ich vermute, daß es sie reizt, eine solche Verbindung einzugehen, und dies öfter als nur einmal. Und ich vermute, daß dieser Reiz, wie alle Reize, mit wachsender seelischer Reife schließlich erlischt. Eine zur Weisheit gelangte Seele wird nicht mehr nach einer erneuten Verbindung mit einem Körper streben und es vorziehen, in ewiger Unabhängigkeit zu verweilen.«

Während Min Teng darüber nachdachte, welche Gründe die Seele zu einer Verbindung mit einem Körper bewegen könnten, kehrte Kun Liang mit betrübter Miene ins Haus zurück und setzte sich wieder zu seinen Gästen an den Tisch.

»Yu Lin wird mir sehr fehlen«, gestand er. »Zusätzlich zu ihren schönen menschlichen Eigenschaften hat sie noch eine Gabe des Himmels, die sie allerdings als Bürde empfindet. Da euer Weg sich morgen früh mit ihrem vereint, solltet ihr davon wissen. Ich bin, außer ihrer Freundin Wan Jing, der einzige Mensch, dem sie sich anvertraut hat. Beim Abschied habe ich Yu Lin gefragt, ob ich euch davon erzählen darf. Sie hat mir erlaubt, euch darüber aufzuklären.«

»Kann sie fliegen wie ein Geist?« fragte Min Teng – und tadelte sich sogleich für den Spott in seinen Worten, die ein mißratener Versuch gewesen waren, seiner Aufregung Herr zu werden, die ihn bei Kun Liangs Worten ganz unvermittelt bestürmt hatte.

»Sie kann nicht fliegen wie ein Geist«, antwortete Kun Liang, »aber ihr Geist kann fliegen: über die hohen Mauern der Zeit, in denen die menschliche Wahrnehmung gefangen ist. Manchmal, wenn sie schläft, hat sie Träume, die aber keine Träume sind, sondern Reisen ihrer Seele, ihres Geistes in zukünftige Zeiten. Gewöhnliche Träume rieseln wie feiner Sand aus unserer Erinnerung, wenn wir versuchen, sie uns zu vergegenwärtigen. Solche gewöhnlichen Träume hat Yu Lin meistens, aber manchmal hat sie nachts einen Traum, an den sie sich in allen Einzelheiten erinnern kann, wenn sie erwacht. In einem solchen Traum sieht und erlebt sie etwas, das in der Zukunft liegt.«

»Hat sie diese Gabe schon immer gehabt?« fragte Tschuang Tse.

Kun Liang schüttelte den Kopf. »Sie hat sie seit etwa drei Jahren. Am Anfang hatte sie ihre nächtlichen hellseherischen Erlebnisse als gewöhnliche Träume abgetan, die aus unerklärlichen Gründen nicht dem schnellen

Vergessen anheimfielen. Sie waren ihr unheimlich, deshalb schob Yu Lin sie immer wieder aus dem Blickfeld ihres Geistes. Doch vor etwa zwei Jahren hatte sie einen Wahrtraum, der sie zwang, ihre Gabe vor sich selbst anzuerkennen. Sie sah in diesem Traum zwei Männer mittleren Alters, die sie nicht kannte. Diese Männer mißbrauchten ein Mädchen in einem Wald und erwürgten es dann. Es war so, als hätte Yu Lin unsichtbar neben den Mördern und ihrem Opfer gestanden, ohne in das furchtbare Geschehen eingreifen zu können. Schlimm war auch, daß sie das Mädchen kannte. Es war die vierzehnjährige Tochter eines Fischers aus He Jing, ein fröhliches, unternehmungslustiges Mädchen, dessen Weg sie schon einige Male gekreuzt hatte. Einige Tage später fand man die geschändete Leiche des Fischermädchens in einem kleinen Wald östlich der Stadt. Als Yu Lin davon erfuhr, fiel sie in Ohnmacht, und man brachte sie zu mir. Sie ahnte es damals zwar schon, wußte aber noch nicht, daß ihre Seele in die Zukunft blicken kann. Als sie aus ihrer Ohnmacht erwachte, vertraute sie sich mir an.«

Kun Liang atmete tief durch, bevor er weitersprach: »Sie weiß nie genau, wie weit sie in die Zukunft reist. Sie sieht dort Menschen, die ihr unbekannt sind, an den seltsamsten Orten. Meistens sind es befremdende, manchmal auch schlimme Ereignisse, deren unsichtbare Zeugin sie wird. Eine ihrer letzten Seelenreisen hat sie anscheinend in eine unvorstellbar ferne Zukunft geführt, wo sie Dinge sah, die völlig unerklärlich sind und sie noch tagelang verwirrt und bedrückt haben. Sie sah häßliche viereckige Bauwerke, so hoch wie Berge! Sie sah wütend brummende Maschinen mit Rädern, die sich von selbst bewegten! Sie sah sogar Maschinen, die am Himmel flogen, laut wie der Donner! Jeder gewöhnliche Mensch würde sie für verrückt halten, wenn sie ihm davon erzählte. Einmal sagte sie mir, daß sie am liebsten nie wieder einen Wahrtraum haben würde, aber ich fürchte, daß ihr Wille nichts gegen ihre Gabe ausrichten kann.«

»Ich werde die Pferde zum Fluß führen, damit sie saufen können«, entschied Min Teng unvermittelt und stand auf.

Es schien ihm der richtige Augenblick gekommen zu sein, die beiden Freunde eine Weile allein zu lassen. Außerdem toste die Erregung, die ihn bei Kun Liangs ersten Worten über Yu Lins Gabe ergriffen hatte, noch immer sturmgleich in seinem Gemüt – ein Unwetter, das sich unter dem freien Himmel beruhigen würde, hoffte Min Teng.

Min Teng konnte sich die Unruhe nicht erklären, die so unvermittelt in seiner Gefühlswelt aufgekommen war. Wahrscheinlich war sie ein Nachbeben des gewaltigen Erdrutsches, den Tschuang Tse am heutigen Mittag in ihm ausgelöst hatte. Ja, sie war wohl eine Nachwirkung seiner stürmischen Neugeburt. Yu Lins Gabe war ihm zwar ein wenig unheimlich, konnte aber nicht der Grund seiner heftigen Erregung sein, sagte er sich, als er die beiden Pferde zum Flußufer führte.

Die Gewißheit, daß Yu Lin ab dem morgigen Tag ihre Fluchtbegleiterin sein würde, hatte widersprüchliche Gefühle in ihm hervorgerufen. Vielleicht lag es an seiner Unerfahrenheit im Umgang mit Frauen, vielleicht waren auch die Schönheit und Anmut Yu Lins die Gründe dafür, daß er sich in ihrer Nähe unsicher gefühlt hatte. Noch immer spürte er die geheimnisvolle Kraft ihres Blickes, der durch die Fenster seiner Augen ins Haus seiner Seele eingedrungen war, mit beängstigender Mühelosigkeit. Andererseits hatte Yu Lin Gefühle der Heiterkeit und Freude in ihm erweckt, die von Zuneigung und einer unbestimmten Sehnsucht umrankt wurden. Nicht nur wegen ihrer körperlichen Schönheit fühlte er sich zu ihr hingezogen; sie besaß auch eine innere Anziehungskraft, deren Bann er sich nicht entziehen konnte und auch nicht entziehen wollte. Und doch riet ihm eine innere Stimme, daß er dieser magischen Kraft Widerstand leisten sollte, ohne indes ihren Rat zu begründen. Die junge Frau mit den großen, seelenvollen Augen und der melodischen, sanften Stimme war ihm ein Rätsel, und Min Teng fragte sich, ob seine Fähigkeiten ausreichten, es zu lösen.

Wie ihn selbst zwangen Yu Lin die Umstände dazu, ihr altes Leben hinter sich zu lassen und in eine ungewisse Zukunft aufzubrechen. Doch im Gegensatz zu ihm konnte sie ihr vertrautes Ich mit auf diese Reise nehmen, während er es für immer verloren hatte, ohne die geringste Vorstellung davon zu haben, wer er nun eigentlich war. Doch schien es ihm allemal besser, nicht zu wissen, wer er war, als ein falsches Bild von sich zu haben.

Tschuang Tse hatte dieses falsche Bild zerstört, als Min Teng nur noch einen Schritt vor dem Abgrund seines seelischen Verderbens stand. Dafür würde er ihm immer dankbar sein.

MIT SORGEN IST MAN RETTUNGSLOS VERLOREN

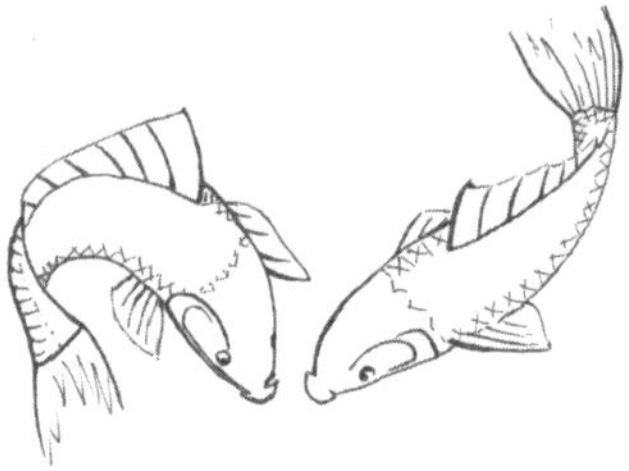

»Wie ist es dir in der langen Zeit seit unserer letzten Begegnung ergangen?« fragte Kun Liang, nachdem die beiden Freunde eine Weile schweigend beisammengesessen hatten.

»Ja, es war eine lange Zeit. Fast drei Jahre! Dabei ist es kein so weiter Weg von meinem Haus zu deinem. Ich bin nicht mehr so reisefreudig wie in früheren Jahren. Es hat mir genügt, von Zeit zu Zeit eine kleine Wanderung zu unternehmen und mich ansonsten in der beschaulichen Welt meines Dorfes umzusehen. Daran hätte sich wohl so bald nichts geändert, wenn Min Teng nicht heute mittag auf mich gewartet hätte.«

»Vielleicht hast du in gewisser Weise auch auf ihn gewartet.«

Tschuang Tse lächelte. »Ja, wir haben aufeinander gewartet, um uns gegenseitig in Bewegung zu setzen, und

Prinz Yan hat uns zusammengeführt, woran man sieht, daß selbst der übelste Tyrann mit den schlechtesten Absichten Gutes bewirken kann.«

»Wie weit traust du Min Teng? Immerhin war er heute mittag noch ein Soldat in den Diensten Fürst Yans.«

»Ich traue ihm ganz und gar. Min Teng war eine von ihrem Weg abgekommene Seele. In seinem Innersten war er nie ein Soldat. Er befand sich auf einem gefährlichen Irrweg, der ihn ins Unheil hätte stürzen können, doch als es darauf ankam, hat die Güte seines Herzens die Oberhand über die Verwirrung seines Geistes gewonnen.«

»Wobei du ihn sicherlich unterstützt hast!«

»Nur ein wenig. Ich habe die Saat des Tao ausgeworfen, wie ich es schon bei vielen Menschen getan habe. Doch selten ist sie so schnell aufgegangen wie bei Min Teng, und das ist sein eigenes Verdienst. Die beste Saat kann sich nicht entfalten, wenn sie auf unfruchtbaren Boden fällt. Und wie ist es dir ergangen, Kun Liang?«

»Ich habe mehr denn je gearbeitet und deshalb nicht die Zeit gefunden, dich zu besuchen. Die Stadt ist in den letzten Jahren so schnell gewachsen, daß man ihr förmlich dabei zusehen konnte, und mit der Einwohnerzahl wuchs die Zahl der Kranken. Oft bin ich von morgens bis abends damit beschäftigt, mein Heilwissen zum Wohl der hiesigen Menschen anzuwenden. Du weißt, ich helfe gern, aber an manchen Tagen fühle ich mich überfordert, finde weder äußere noch innere Ruhe und trinke abends öfter einen starken Kräutertee, um die Schlaflosigkeit zu überlisten. Meine größte Freude der letzten Jahre waren die Zeiten, die ich mit Yu Lin verbracht habe. Sie hat mein Wissen um die Krankheiten des Körpers und die vielfältigen Heilwirkungen der Pflanzen, Wurzeln und Rinden so mühelos und spielerisch aufgenommen, als gäbe es nichts Leichteres auf der Welt als die Heilkunde. Sie wird vielen kranken Menschen helfen in ihrem zukünftigen Leben.«

»Sie ist eine außergewöhnliche junge Frau, die in Einklang mit sich selbst lebt«, sagte Tschuang Tse. »Darin unterscheidet sie sich von den Menschen der Masse, die Meeresfischen gleichen, welche eine große Welle an den Strand gespült hat. Sie zappeln verwirrt im Sand und spüren oder ahnen, daß etwas nicht stimmt, aber sie wissen nicht mehr, wo das Wasser ist, aus dem sie stammen.«

»Im Gegensatz zu den Fischen sterben sie aber nicht.«

»Körperlich sterben sie nicht«, entgegnete Tschuang Tse, »doch ihr Geist geht zugrunde und ihre Seelen werden verschüttet, was einem inneren Sterben gleichkommt. Um die Empfindung oder Ahnung ihres trostlosen Zustandes zu verdrängen, stürzen sie sich in maßlos übertriebene Arbeit, rennen dem Geld hinterher, häufen Besitztümer an und versuchen, ihre innere Verarmung hinter äußerem Wohlstand vor sich selbst zu verbergen. Warum, glaubst du, haben das Handwerk und der Handel in den letzten Jahren einen so großen, schnellen Aufschwung erlebt? Weil das Streben und Sinnen der Menschen, die den Zugang zu ihrer Innenwelt verloren haben, sich immer mehr auf die Außenwelt richtet.«

Tschuang Tse verzog den Mund, als hätte er in eine verdorbene Frucht gebissen. »Ich habe die Menschen auf der Uferstraße dabei beobachtet, wie sie in ihren Geschäften aufgingen und nicht merkten, wie grob, wie laut und empfindungslos sie mit sich und miteinander umgingen. Wie schnell, wie eilig und aufgeregt ihre Worte und Bewegungen waren, als könnten sie sich keinen Moment der Muße erlauben! Wie ernst und von mißtrauischer Aufmerksamkeit geprägt ihre Gesichter waren, als wären sie ständig auf der Hut voreinander! Sie feilschten so leidenschaftlich und hartnäckig, als ginge es nicht um Lebensmittel, sondern um ihr Leben. Wenn die Leidenschaft der Menschen dem Einnehmen oder Sparen von Geld gilt, machen sie einen ebenso trostlosen wie lächerlichen Eindruck. Zwei Männer gerieten beim Feilschen um einen kleinen Sack Reis in einen großen Streit und verloren dabei mehr und mehr die Beherrschung. Sie beschimpften einander und wirkten, als würden sie am liebsten mit Händen und Füßen aufeinander losgehen. Ich habe auf dem Weg zu deinem Haus Hunderte von Menschen gesehen, aber keinen einzigen, der inneren Frieden ausstrahlte. Wären sie Menschen des Tao, würden sie sich vor solcher heillosen Geschäftigkeit hüten. Geschäftigkeit führt zu Überlastung; Überlastung bewirkt Unruhe; Unruhe zieht Sorgen nach sich, und mit Sorgen ist man rettungslos verloren.«

Kun Liang seufzte. »Ja, die Menschen haben es in jeder Hinsicht eiliger als in früheren Zeiten. Sie lassen den Dingen nicht mehr ihren natürlichen Lauf, sondern versuchen, sie zu beeinflussen, zu beschleunigen, zu erzwingen. Und bei dem Streben nach ihrem Vorteil schrecken sie nicht vor Mitteln zurück, die anderen Menschen Schaden zufügen.«

»Hätten sie Weisheit«, sagte Tschuang Tse, »würden sie den Entwicklungen ihre Zeit lassen, das rechte Maß halten und sich in Gelassenheit üben. Bei Ringkämpfern kann man beobachten, daß sie anfangs ehrlich miteinander kämpfen, aber sobald sie in Aufregung geraten, kommt es zu hinterlistigen Angriffen. Bei Zechgelagen geht es anfangs auch ganz manierlich zu, aber früher oder später kommt es zu häßlichen Geschehnissen. Wenn die Menschen in Aufregung geraten, wird aus Vergnügen leicht Verdruß. So ist es bei vielen Dingen: Am Anfang ist man aufrichtig und gutwillig, aber schließlich wird man meistens gemein und niederträchtig. Kleine Ursachen zeitigen große Wirkungen. Worte fallen, dem Wind gleich, der die Wellen schafft, und was dabei herauskommt, ist ein verhängnisvoller Verlust des inneren Gleichgewichts. Wind und Wellen sind leicht zu erregen, Verlust des inneren Gleichgewichts bringt leicht Gefahr. In der Erregung, im Ärger neigt man zu unbegründeten Behauptungen, zu Spitzfindigkeiten und verletzenden Worten, man verliert die Selbstbeherrschung, läßt sich von der Wut verführen und erzeugt so auch bei anderen Menschen Wut. So verliert man die klare Erkenntnis der Lage, ohne daß man es wollte, und viel Schaden wird angerichtet, der zu vermeiden gewesen wäre, wenn man das Maß gehalten und Gelassenheit bewahrt hätte.«

Kun Liang nickte zustimmend. »Manchmal mache ich mir Sorgen um mein inneres Gleichgewicht«, gestand er. »Die Menschen sind nicht nur unruhiger und unzufriedener geworden, sie werden auch öfter krank, was wohl zwei Seiten derselben Sache sind. Nach einem arbeitsreichen Tag fühle ich mich ein wenig wie ein Fisch, der im Sand zappelt. Aber glücklicherweise kann ich mich immer noch daran erinnern, wo das Wasser ist, und wieder dorthin zurückzappeln.«

»Darin unterscheidest du dich von den Menschen der Masse, und deshalb wirst du ihr Schicksal nicht teilen«, sagte Tschuang Tse. »Wird Holz an Holz gerieben, entsteht Feuer; steht Metall unter der Einwirkung des Feuers, wird es flüssig; wirken Trübes und Lichtes ungeordnet durcheinander, kommen Himmel und Erde in Aufruhr. Auf diese Weise entsteht das Krachen des Donners, und inmitten von Wasserströmen zuckt gleißendes Feuer auf, das die Bäume verzehrt. So ist es auch bei den gewöhnlichen Menschen. Sie stehen voller Sorgen zwischen zwei Abgründen, ohne einen Ausweg zu sehen, sie zappeln sich müde, ohne etwas Wesentliches zustande zu bringen, und ihr Herz schwankt zwischen Himmel und Erde, zwischen Trost und Trauer, immer von Schwierigkeiten verdunkelt und beschwert. Gewinn und Schaden reiben sich in ihnen aneinander und entfachen ein großes Feuer, das ihren inneren Frieden verzehrt. Das stille Mondlicht, das ihnen den Weg aus ihrer Verwirrung weisen könnte, vermag nicht gegen den Flackerschein des wilden Feuers in ihnen anzukommen. Schließlich brechen sie erschöpft zusammen, und ihr Leben endet wie ein Lied mit einer verworrenen Melodie.«

Der Heilkundige nickte mit trauriger Miene.

»Bitte gib gut auf Yu Lin acht!« sagte er nach einer Weile gemeinsamen Schweigens.

»Ich habe den Eindruck, daß sie gut auf sich selbst achtgeben kann.«

»Das kann sie sicherlich, doch es beruhigt mich, sie in deiner Obhut zu wissen. Der Abschied von ihr ist mir trotzdem sehr schwergefallen«, gestand Kun Liang, wobei das leichte Zittern seiner Stimme seine Traurigkeit verriet. »Sie wird mir fehlen. Sie fehlt mir schon jetzt.«

Tschuang Tses Blick fiel auf das schlafende Mädchen und richtete sich dann auf seinen Freund. »Ist es nicht seltsam, Kun Liang, daß ich dir dieses Mädchen ausgerechnet an dem Abend brachte, an dem Yu Lin, die für dich wie eine Tochter ist, sich für immer von dir verabschieden mußte? Habe ich dir heute vielleicht ein Mädchen gebracht, das für dich wie eine neue Tochter sein wird?«

Nachdem die beiden Männer sich eine Weile schweigend in die Augen gesehen hatten, sagte Kun Liang: »So grausam das Schicksal auch sein kann, manchmal ist es auch voller Güte und Weisheit. Du hast mir heute ein Geschenk gemacht, für das ich dir nicht genug danken kann!«

Als hätte das Mädchen gespürt, daß die beiden

Freunde über sie sprachen, begann es, in seinem Schlaf leise zu stöhnen, und sein Atem wurde schneller. Kun Liang beugte sich zu ihm und legte seine Hand behutsam auf seinen Kopf. Sofort hörte das Stöhnen des Mädchens auf, und seine Atmung wurde wieder ruhiger.

WORTE WIE STERNE UND MONDLICHT

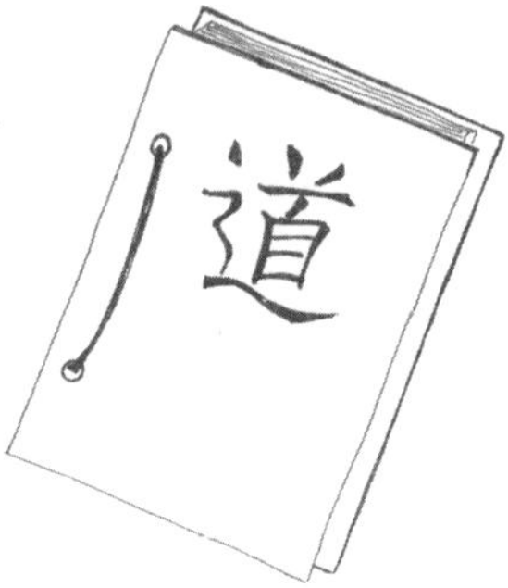

»Ach!« sagte Kun Liang und tippte mit den Fingerspitzen an seine Stirn. »In meiner Aufregung über den unerwarteten Abschied von Yu Lin habe ich vergessen, ihr mein Abschiedsgeschenk zu geben!« Er stand auf, ging ins Nebenzimmer und kehrte mit einem schmalen Buch zurück, das er auf den Tisch legte, bevor er sich wieder zu seinem Gast und dem auf der Sitzmatte liegenden Mädchen setzte. Es hatte sich noch kein einziges Mal bewegt, seit es unvermittelt eingeschlafen war, als hätte es seine Erstarrung mit in den Schlaf genommen.

Tschuang Tse nahm die mit einem schwarzen Band zusammengehaltenen, dünnen Bambustäfelchen mit freudiger Überraschung in die Hand. »Das Buch des Lao Tse! Ich wußte nicht, daß du eine Abschrift besitzt! Es gibt nicht viele davon.«

»Ich habe es vor einem halben Jahr von einem dankbaren Kaufmann geschenkt bekommen, dessen Frau ich von einer hartnäckigen Krankheit heilen konnte. Er wußte, daß er mir damit eine große Freude machen würde, und ihm fiel es nicht schwer, sich davon zu trennen. Er gestand mir, daß er viele der Weisheiten des Lao Tse beim besten Willen nicht verstehen könne.«

Tschuang Tse nickte. »Ein Mann, der von morgens bis abends darüber nachdenkt, wie und wo und wann er Waren möglichst billig einkaufen und möglichst teuer verkaufen kann, ist nicht in der Lage, die Tiefe dieses Buches zu ergründen. Er lebt in einer Welt, aus der Lao Tse mit Schaudern geflüchtet ist: Wie soll er da die Gedanken des größten Weisen verstehen, der jemals unter dem Himmel gelebt hat? In deinen Händen ist dieses Buch gut aufgehoben.«

»Ich möchte dich bitten, es morgen früh von meinen in Yu Lins Hände zu legen! Ich weiß, daß es ihr viel bedeutet, und deshalb ist es das beste Abschiedsgeschenk, das ich ihr machen kann. Sie liebt Lao Tses Gedanken. Oft schon habe ich mit ihr über seine Sinnsprüche geredet und im Rahmen meiner Möglichkeiten versucht, ihre Fragen zu beantworten. Du hättest sie sicherlich besser beantworten können als ich, Tschuang Tse, aber dazu wirst du auf eurer Flucht vielleicht noch Gelegenheit haben.«

»Wirst du eines Tages nicht vielleicht bereuen, dieses Buch nicht mehr zu besitzen?«

»Ich kenne es in- und auswendig. Ich habe eine Abschrift des Buches in meinem Gedächtnis.«

»Bedenke, daß du nicht mehr der Jüngste bist, Kun Liang! Als Heilkundiger weißt du besser als ich, daß im Alter die Kraft des Gedächtnisses nachläßt.«

Nach einer Weile des Nachdenkens sagte Kun Liang: »Ich werde heute nacht eine Abschrift für mich anfertigen! Die Ereignisse des Abends haben mich so aufgewühlt, daß ich ohnehin keinen Schlaf finden werde.«

Tschuang Tse legte das Buch auf den Tisch zurück.

Jemand klopfte an der Tür. Nach Kun Liangs Aufforderung trat Min Teng ein, um sich wieder zu den beiden Freunden zu setzen, die er gern seine Freunde genannt hätte. Der Aufenthalt im Freien unter dem prächtigen Sternenhimmel mit seinem beruhigend leuchtenden Mond hatte seine innere Erregung beschwichtigt.

Sein Blick fiel auf das Buch und blieb kurz daran haften.

Tschuang Tse, dem Min Tengs Interesse nicht verborgen geblieben war, sagte: »Dies ist das Buch des Lao Tse, das wertvollste Buch, das jemals geschrieben wurde, und vielleicht das einzige, das sich zu lesen lohnt.«

»Wer ist Lao Tse?«

»Du hättest fragen sollen: Wer war Lao Tse? Denn er lebt nicht mehr«, antwortete Kun Liang. »Er ist schon vor mehr als zweihundert Jahren gestorben, doch seine tiefe Erkenntniskraft hat in diesem Büchlein überlebt.«

»Lebte er heute noch«, sagte Tschuang Tse, »wäre mir kein Weg zu weit, um ihn zu finden und mit ihm zu sprechen und zu schweigen. Daß es dieses Buch gibt, verdanken wir übrigens einem Grenzwächter. Aus eigenem Antrieb hätte Lao Tse es sicherlich nicht geschrieben, denn er wußte, daß Worte und Schriftzeichen nicht in der Lage sind, wahrhaft tiefe Einsicht zu vermitteln. Es heißt, daß er lange Zeit als kaiserlicher Bibliothekar und Archivar lebte, bis er, betrübt über die Bosheit und Dummheit der Menschen, aus der geschäftigen Welt in die Abgeschiedenheit jenseits der Grenzen des Landes über die Berge flüchtete, auf einem schwarzen Ochsen reitend. Der Wächter des Passes an der Landesgrenze erkannte Lao Tse und bat ihn, eine Niederschrift seiner Weisheit für die zukünftigen Generationen anzufertigen. Lao Tse erfüllte diese Bitte und schrieb mit einem Pinsel die rund fünftausend Schriftzeichen, aus denen dieses Buch besteht. Nur fünftausend Schriftzeichen, gerade einmal einundachtzig Gedankengänge – und doch leisten sie in bewundernswerter Kürze das Beste, was Worte überhaupt leisten können: Weil sie aus dem Unsagbaren kommen, weisen sie den Weg ins Unsagbare, wo die tiefste Weisheit lebt. Nachdem Lao Tse dem Grenzwächter die erbetene Schrift gegeben hatte, setzte er seine Reise fort. Niemand weiß, wohin sie ihn führte. Seine Spur verlor sich im Nebel der Geschichte.«

»Ich würde gern die ersten Worte aus diesem Buch hören«, sagte Min Teng.

»Dann schlage es auf!« erwiderte Kun Liang.

Beschämt senkte Min Teng den Kopf. »Leider war es mir bislang nicht vergönnt, die Schriftzeichen zu erlernen.«

»Dann werde ich dir den ersten Spruch daraus vorlesen«, entschied Kun Liang, nahm das Buch mit achtungsvollen Bewegungen in die Hand und las: »Das Tao, das man beschreiben kann, ist nicht das wirkliche Tao. Die Namen, die man vergeben kann, sind nicht die wahren Namen. Unbeschreiblich und namenlos sind Ursprung und Sinn allen Seins. Namen tragen nur die Dinge der Welt. Wer frei von Begehren ist, erkennt das Innere des Lebens und wird eins mit ihm. Wer von Verlangen getrieben ist, sieht nur das Äußere, und sein Weg endet an Grenzen, die keine Grenzen sind. Das Äußere und das Innere, scheinbar getrennt, sind eins in ihrem Wesen. Ihre Einheit ist tief verborgen im Tao. Wer sie erkennt, kann das Unergründliche ergründen.«

»Ich verstehe diese Worte – und verstehe sie nicht«, sagte Min Teng.

»Das in dir, was sie versteht, und das in dir, was sie nicht versteht, sind im Grunde eins«, erklärte Tschuang Tse. »Wenn du dies erkennst, wirst du Lao Tses Worte verstehen, ohne sie nicht zu verstehen.«

Diese Worte erschienen Min Teng noch rätselhafter als Lao Tses Gedanken, was ihm unschwer anzumerken war.

Kun Liang erbarmte sich Min Tengs Verwirrung und fragte ihn: »Was hast du denn verstanden?«

»Verstanden habe ich, daß Worte nicht genügen, um das Tao zu erklären, den Sinn und Ursprung allen Seins. Verstanden habe ich, daß Begehren die Wahrnehmung auf das Oberflächliche beschränkt und man deshalb frei von Begehren sein soll.«

»So ist es«, sagte Kun Liang. »Das Tao ist unbeschreiblich. Und wer etwas begehrt, wird gerade durch sein Verlangen daran gehindert, das Wesen dessen zu erkennen, was er begehrt. So wird ein Mann, der eine schöne Frau begehrt, nur ihren Körper sehen, jedoch nicht ihre Seele. Und ein Mann, der das Tao begehrt, wird nur die Erscheinungsformen des Tao erkennen, aber nicht sein Wesen. So widersprüchlich es auch klingen mag: Nur wer die Vereinigung mit dem Tao nicht begehrt, dem kann sie widerfahren. Und nun sage mir: Was hast du nicht verstanden?«

»Nicht verstanden habe ich, warum das Äußere und Innere in ihrem Wesen eins sind. Sind denn der Körper und die Seele einer schönen Frau eins? Sind denn die Erscheinungsformen und das Wesen des Tao eins? Und wenn es so ist, sollte es doch genügen, nur den Körper einer schönen Frau zu sehen, um auch ihre Seele zu sehen, weil ihr Körper eins mit ihrer Seele ist. Und es sollte genügen, die Erscheinungsformen des Tao zu erkennen, um sein Wesen zu erkennen, weil seine Erscheinungsformen eins mit seinem Wesen sind.«

Tschuang Tse lachte. »Wenn es so einfach wäre, wie der Verstand es gern hätte! Lao Tse mit dem Verstand verstehen zu wollen, hieße Wasser mit einem Sieb zu tragen. Um die Einheit des Äußeren und Inneren zu erkennen, muß man eins mit dem Tao sein, denn im Tao lösen sich alle scheinbaren Widersprüche auf. Um zu erkennen, daß ein großer Wald und seine Bäume eins sind, genügt es nicht, durch den Wald zu gehen. Man muß auf dem Gipfel eines Berges stehen, sonst sieht man den Wald vor lauter Bäumen nicht. Aber man darf nicht begehren, auf diesen Gipfel zu gelangen, sonst erklimmt man bloß einen Maulwurfshügel. Nur eine Seele, die voller geduldiger, stiller Sehnsucht nach Weisheit ist, doch frei von unruhigem Begehren und Verlangen danach, kann den Gipfel der höchsten Einsicht besteigen.«

»Aber ist Sehnsucht nicht ein anderes Wort für Begehren?« fragte Min Teng.

»Nur auf den ersten Blick«, erwiderte Tschuang Tse. »Sieht man genauer hin, erkennt man wesentliche Unterschiede. Das Begehren hat immer ein Ziel, die Sehnsucht kennt ihr Ziel oft nicht. Sie weiß oder ahnt nur, daß etwas fehlt. Das Begehren weiß genau, was ihm fehlt. Deshalb sind die Schritte des Begehrens immer fest und geradlinig, während der Weg der Sehnsucht sich wie ein Fluß durch eine hügelige Landschaft schlängelt und manchmal sogar Kreise beschreibt. Das Begehren gleicht laut und fordernd gesprochenen Worten, die Sehnsucht hingegen ist ein leises Lied.«

Nachdem Min Teng über Tschuang Tses Antwort nachgedacht hatte, bat er Kun Liang, ihm den zweiten Spruch Lao Tses vorzulesen.

Der Heilkundige blätterte um und las: »Wer das Schöne bestimmt, bestimmt zugleich das Häßliche. Wer das Gute festlegt, legt zugleich das Böse fest. Sein und Nichtsein erschaffen einander; Schweres bedingt Leichtes; Langes erzeugt Kurzes. Hohes schafft Niedriges, Lautes bewirkt Leises, Vergangenes zeugt Gegenwärtiges. Darum handelt der Weise durch Nichthandeln, lehrt ohne Worte und läßt den Dingen ihren natürlichen Lauf. Er erzeugt, aber besitzt nichts. Er erschafft, aber erwartet nichts. Er vollendet, aber kennt kein Ende. Und weil er nichts festhält, kann ihm nichts genommen werden.«

Während Min Teng diese Worte in sich nachklingen ließ, erschien es ihm, als hätten sie eine ähnliche Wirkung wie der prächtige Sternenhimmel mit seinem wundersam beruhigenden Mond, der seine innere Erregung beschwichtigt hatte. So ungreifbar und doch so nah wie die Sterne, so geheimnisvoll und doch so vertraut wie der Mond erschienen ihm die Gedanken Lao Tses, die ihn gleichzeitig erregten und beruhigten und eine Ahnung tief in ihm erweckten, daß etwas unsagbar Wertvolles auf dem Grund seiner Seele darauf wartete, von ihm entdeckt zu werden.

Ungreifbar und doch so nah: Wirkte nicht auch Tschuang Tse so auf ihn? Geheimnisvoll und doch so vertraut: Wirkte nicht auch Yu Lin so auf ihn? Wie kam es nur, daß Tschuang Tse, Yu Lin, die Sterne, der Mond und die Worte Lao Tses ähnliche Wirkungen auf ihn hatten? Wie kam es, daß er Dinge verstand und zugleich nicht verstand? Sein neues Leben, das am heutigen Mittag begonnen hatte, war voller Fragen, Ungewißheiten, Rätsel und Geheimnisse. Alles, was ihm noch gestern als verläßlich und verständlich, als sicher und vertraut erschienen war, hatte sich in Luft aufgelöst.

Sein Blick fiel auf das Buch des Lao Tse, das Kun Liang

wieder auf den Tisch gelegt hatte, und er nahm sich fest vor, so bald wie möglich die Schriftzeichen zu erlernen, um eines Tages dieses Buch selbst lesen zu können.

»Wohin werdet ihr euch wenden, wenn ihr die Grenze nach Wei überquert habt?« tauchten Kun Liangs Worte wie kleine Steine in den Fluß seiner Empfindungen und Gedanken ein.

»In der Stadt Gao Tscheng, einen Tagesritt von der Grenze entfernt, lebt mein Freund Schi Wong. Er wird uns sicherlich gern helfen, Fuß zu fassen, und dann werden wir schon sehen, was geschieht«, antwortete Tschuang Tse und gähnte.

»Ich werde zwei Schlafplätze für euch im Nebenzimmer herrichten«, sagte Kun Liang und erhob sich. »Ihr habt einen anstrengenden Tag vor euch und solltet bald schlafen, damit ihr morgen im Vollbesitz eurer Kräfte seid!«

DRITTER TEIL

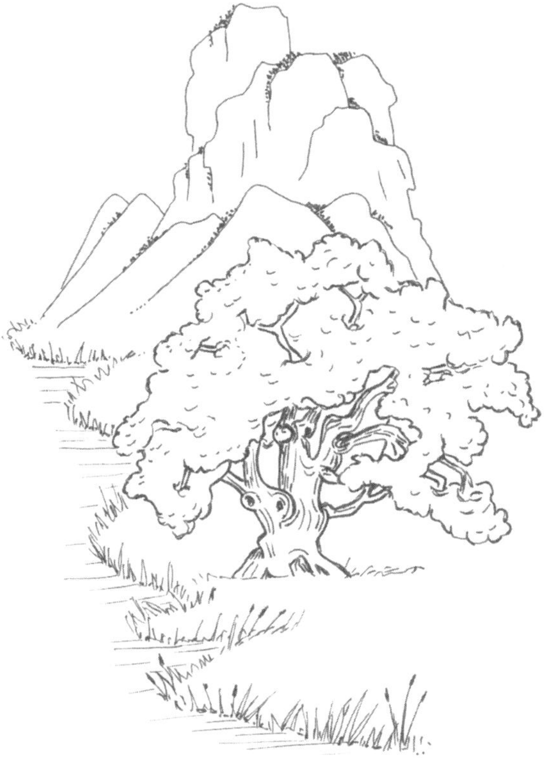

DER GLEITFLUG DES ADLERS

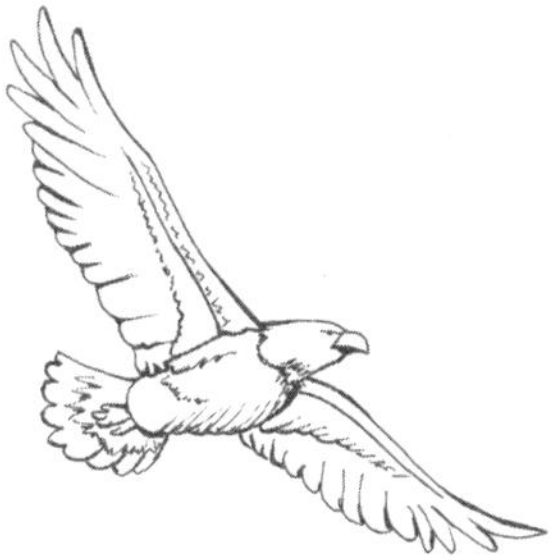

Tschuang Tse und Min Teng mußten nicht lange auf Yu Lin warten, die sich auf einem Schimmel im Galopp dem Hügel der sieben Eschen näherte. Sie trug weiße Kleidung, ihr langes Haar flatterte im Wind.

Die junge Frau stieg von ihrem Pferd ab und begrüßte die Männer mit der ihr eigenen Anmut und Freundlichkeit, konnte aber nicht verbergen, daß sie Traurigkeit im Gepäck ihres Herzens mit sich führte. Auch wirkte sie ein wenig müde.

»Du reitest ein schönes Pferd«, sagte Min Teng.

»Mein Vater war Pferdehändler. Nach seinem Tod haben wir nach und nach alle seine Pferde verkaufen müssen, doch von dieser Stute konnte ich mich nicht trennen«, erklärte Yu Lin und setzte sich zu den beiden Männern ins Gras.

»Hast du nicht gut geschlafen?« fragte Tschuang Tse.

»Weder gut noch lange, weil meine Gefühle mir keine Ruhe ließen. Als ich He Jing verlassen hatte und einen letzten Blick auf die Stadt zurückwarf, konnte ich bei dem Gedanken, daß ich Kun Liang und meine Freundin Wan Jing nie mehr wiedersehen würde, die Tränen nicht zurückhalten. Auch der Abschied von meiner ahnungslosen Mutter fiel mir schwerer, als ich gedacht hatte. Es tut mir leid, daß sie durch meine Flucht ihr Gesicht verlieren wird und auf die Geschenke verzichten muß, die Hong Wang ihr noch versprochen hat.«

»Wäre ich deine Mutter«, sagte Tschuang Tse, »würde es mir vor allem leid tun, dich verloren zu haben.«

»Ach, sie weiß gar nicht, wen sie verloren hat. Wie oft habe ich versucht, ihr mein Wesen zu erklären, doch stets stand ich dabei vor einer unsichtbaren Wand, durch die meine Worte nicht zu ihr dringen konnten. Diese Wand gab es schon immer zwischen ihr und mir, und oft war ich deshalb traurig und verzweifelt, vor allem, wenn ich sah, daß manche Mütter und ihre Töchter ein Herz und eine Seele waren. Doch ich mußte lernen und mich damit abfinden, daß meine Mutter und ich nicht mehr als vertraute Fremde waren, die miteinander lebten, ohne einander zu verstehen. Oft genug hat sie mich enttäuscht und verletzt, und ich habe ihr immer wieder verziehen. Doch als sie mir vor zwei Wochen verkündete, daß sie Hong Wangs Wunsch erfüllt habe, mich als seine dritte Frau zu sich zu nehmen, wußte ich, daß ich ihr dies niemals verzeihen würde. Und trotzdem tut sie mir leid. Sie ist eine Näherin, die ihr Leben lang hart gearbeitet hat und nun davon träumt, in die höchste gesellschaftliche Schicht der Stadt aufzusteigen. Und ich zerstöre ihren Traum. Bald werden ihre Nachbarn hinter ihrem Rücken über sie tuscheln und lachen.«

»Deine Flucht ist reine Notwehr und deshalb in keiner Weise fragwürdig«, stellte Min Teng fest. »Deine Mutter hat deine Freiheit mißachtet, sie hat dich gegen deinen Willen an einen Mann verkauft, den du verabscheust. Den Spott ihrer Nachbarn hat sie verdient, dein Mitgefühl nicht!«

»Sie ist trotz allem meine Mutter! Wenn sie mich besser kennen würde, wüßte sie heute abend ganz sicher, daß ich geflohen bin. Aber vielleicht wird sie denken, daß ich nicht zurückgekehrt bin, weil mir ein Unglück zugestoßen ist. Ich möchte nicht, daß sie mit der Ungewißheit über mein Schicksal leben muß. Deshalb habe ich meiner Freundin Wan Jing einen Abschiedsbrief an meine Mutter gegeben, den sie ihr in der nächsten Nacht heimlich vor die Haustür legen wird. In diesem Brief habe ich all das aufgeschrieben, was ich meiner Mutter in den letzten Jahren nicht sagen konnte. Und ich habe sie darüber aufgeklärt, daß ich mein Heil in der Flucht gesucht habe.«

»Daran hast du gut getan. Deine Mutter hat deinen Körper zur Welt gebracht, doch das gibt ihr nicht das Recht, deine Seele zu schänden«, entgegnete Tschuang Tse, zog das Buch des Lao Tse aus seiner Satteltasche hervor und reichte es ihr. »Kun Liang bat mich, dir dies zu schenken. Er wollte es dir eigentlich schon gestern abend geben, hat es aber in der Aufregung über unseren Besuch und den unverhofften Abschied von dir versäumt.«

Mit freudiger Überraschung und Rührung nahm Yu Lin das Buch entgegen, schlug es unvermittelt etwa in der Mitte auf und las mit leiser Stimme: »Ohne aus der Tür zu gehen, kannst du die Wege der Welt verstehen. Ohne aus dem Fenster zu blicken, kannst du die Wege des Himmels sehen. Je weiter du hinausgehst, desto enger wird dein Verstehen. Der Weise reist nicht, aber erreicht trotzdem sein Ziel. Er schaut nicht, und dennoch ist ihm alles klar. Er handelt nicht und erlangt doch Vollendung.«

Tschuang Tse schmunzelte. »Demnach sind wir drei nicht weise, da wir aus der Tür gegangen sind und uns auf eine Reise begeben haben, ja sogar das Land verlassen wollen. Aber wir handeln nicht aus freiem Antrieb, sondern weil die Umstände uns dazu zwingen. Auch Lao Tse ist aus der Tür gegangen, hat sich auf eine Reise begeben und sein Land verlassen, weil die Umstände ihn dazu nötigten. Wir wandeln gewissermaßen auf seinen Spuren!«

»Und wenn er sich nicht auf die Reise gemacht hätte, wäre er nie dem Grenzwächter begegnet, der ihn dazu bewogen hat, sein Buch zu schreiben«, ergänzte Min Teng.

Tschuang Tse lachte. »So ist es! Der Weise macht sich prinzipiell nichts zum Prinzip. Das Leben erfordert die Fähigkeit, frei von starren Grundsätzen zu entscheiden und zu handeln.«

»Je weiter du hinausgehst, desto enger wird dein Verstehen«, wiederholte Min Teng mit gerunzelter Stirn Lao Tses Worte. »Bislang war ich der Auffassung, daß Reisen das Verstehen erweitert.«

»Lao Tse hat seine Worte im Geist des Tao geschrieben, der sich mit dem gewöhnlichen Menschenverstand so schlecht verträgt wie das Feuer mit dem Wasser. Man muß diese Worte mit den Augen der Seele lesen, wenn man ihre Bedeutung verstehen will«, erklärte Tschuang Tse. »Lao Tse meint: Alles, was außerhalb von uns zu entdecken ist, können wir in uns finden. Das Wesen der Welt und des Himmels wirkt in unserer eigenen Seele. Wer also seinem eigenen Wesen auf den Grund geht, geht dem Wesen allen Lebens auf den Grund. Wer aber zu weit nach außen vordringt, verliert den Zugang zu seinem Inneren, und sein Verstehen verringert sich. Wenn man zu viel mit den Sinnen wahrnimmt, nimmt man den Sinn nicht mehr wahr.«

»Aber wie kann man Vollendung erreichen, ohne zu handeln?« fragte Min Teng.

»Indem man sich mit den natürlichen Strömungen des Lebens treiben läßt und dabei eins mit ihnen wird. Seht ihr den Adler dort am Himmel? Wie anmutig und mühelos er segelt! Er handelt nicht, bewegt seine Flügel nicht, sondern läßt sich von den Strömungen der Winde tragen. Und schaut nur, wie vollendet sein Flug ist!«

Die Blicke der Flüchtlinge folgten dem erhabenen Gleitflug des Adlers an dem wolkenlosen Himmel, der in klarem Blau erstrahlte.

»Nicht handeln heißt nicht, den ganzen Tag zu faulenzen. Es bedeutet, daß man nicht in den natürlichen Lauf des Lebens eingreift, sondern mit ihm fließt. Wer sich zu sehr mit dem Reisen in die Ferne beschäftigt, macht sich von zahllosen äußeren Dingen abhängig und weiß bald nicht mehr, wie er die inneren Sehenswürdigkeiten finden kann. Der nach innen Reisende findet alles, was er sucht, in sich selbst. Dies ist die höchste Form des Reisens«, ergänzte Tschuang Tse.

»Lao Tse war ein bedeutender Weiser«, sagte Yu Lin.

Tschuang Tse nickte. »Er war der bedeutendste. Manche betrachten ihn sogar als einen Heiligen. Er selbst machte sich nichts daraus, wie andere ihn bezeichneten. Seine Schwester, die ihn sehr lange nicht gesehen hatte, besuchte ihn einmal und sagte: ›Als ich hörte, daß du ein Weiser und Heiliger geworden seist, wollte ich dich unbedingt sehen. Davon konnte mich auch der lange Weg zu dir nicht abhalten. Ich lief, bis meine Fersen wund waren, und doch legte ich keine Rast ein. Aber jetzt erkenne ich, daß du kein Heiliger bist! Ich habe gesehen, wie du ein paar schon zum Abfall gelegte Senfblätter genommen und mir zu essen gegeben hast. Das war nicht menschenwürdig. Ich sah auch, wie du Gekochtes und Ungekochtes, das am Tag nicht aufgegessen wurde, für eine andere Mahlzeit zubereitet hast. Das zeugt nicht von guter Erziehung!‹

Lao Tse schwieg mit unbewegter Miene. Am nächsten Tag hatte seine Schwester sich besonnen und sagte zu ihm: ›Gestern habe ich dich getadelt. Heute weiß ich, daß dies ein Fehler von mir war. Aber warum wirktest du völlig gleichgültig und hast mir nicht einmal eine Antwort gegeben?‹

Lao Tse erwiderte: ›Den Anspruch auf Klugheit, Weisheit und Heiligkeit habe ich längst abgelegt. Hättest du mich gestern einen Ochsen genannt, hätte ich den Namen Ochse angenommen; hättest du mich als Eber bezeichnet, hätte ich den Namen Eber angenommen. Wenn ein Mensch mir einen Namen gibt, nehme ich ihn immer an, denn ich werde in jedem Fall den mit dem Namen verbundenen Vorurteilen unterworfen sein. Wenn ich mich unterwarf, Schwester, dann nicht vor dir, sondern weil jede meiner Handlungen Unterwerfung ist.‹

Das waren Lao Tses Worte. Was seine Schwester darauf erwiderte, ist nicht überliefert und war vielleicht auch nicht überliefernswert.«

»Diese Geschichte berührt meine Seele, aber mein Verstand ist befremdet«, sagte Yu Lin.

Tschuang Tse schmunzelte. »Wenn die Seele sich berührt und der Verstand sich befremdet fühlt, ist das Tao oft nah. Deine Seele ahnt oder versteht schon jetzt, was deinem Verstand immer ein Rätsel bleiben wird.« Er blickte zum wolkenlosen Himmel, wo der Adler noch immer seine Kreise zog. »Es scheint heute wieder ein sonniger Tag zu werden.«

»Ja«, stimmte Yu Lin zu, »es wird ein schöner Tag. Wenn man sieht, wie sanft und friedlich das Land im Licht der Sonne liegt, könnte man fast vergessen, daß wir in einer Welt voller Wirrnis, Gier, Gewalt und Krieg leben.«

»Im Altertum, vor Tausenden von Jahren, als alle Menschen noch im Tao lebten, gab es keine Wirrnis, keine Gier, keine Gewalt und keinen Krieg«, sagte Tschuang Tse.

»Wie lebten die Menschen zu dieser Zeit?« fragte Yu Lin.

DIE MENSCHEN DES ALTERTUMS

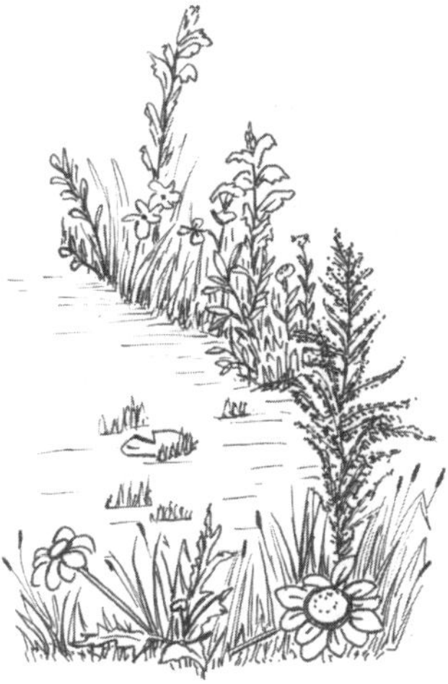

»Die Menschen des Altertums schmiedeten keine Pläne, besaßen keinen Ehrgeiz und vollbrachten keine großen Taten«, antwortete Tschuang Tse. »Deshalb hatten sie nichts zu bereuen, wenn ihnen etwas mißlang, und sie waren nicht stolz auf das, was ihnen gelang. Ihre Speise war einfach, ihr Atem tief. Sie kannten weder die Liebe zum Leben noch die Angst vor dem Tod. Sie kamen und gingen mit Gelassenheit. Sie waren ausgeprägt in ihren Eigenheiten, aber nicht eigensinnig; sie erschienen demütig, aber schmeichelten niemandem; sie standen über allem Kleinlichen, ohne damit glänzen zu wollen. Sie waren freundlich und wirkten fröhlich, und doch waren sie zurückhaltend und drängten sich niemandem auf. Anziehend waren sie und hatten viel Gutes zu schenken. Im Umgang miteinander gaben sie sich wortkarg; manchmal wirkten sie geistesabwesend und in sich gekehrt. Und doch halfen sie einander, ohne dies als eine besondere Leistung zu empfinden.«

»Ich hätte sehr gern unter ihnen gelebt«, sagte Yu Lin.

»Damals war die Welt noch voller Sinn und Schönheit«, sprach Tschuang Tse weiter. »Die Menschen standen in tiefem Einklang mit dem Tao, trugen selbstgewebte Kleidung und ernährten sich von selbstbestellten Äckern. Sie waren ein Teil des Wirkens der Natur, lebten in harmonischer Gemeinschaft und kannten nichts Trennendes. Ihr Blick war frei und offen, sie selbst waren schlicht und voller Würde. Es führten noch keine Wege über die Hügel, keine Brücken über die Flüsse, keine Boote fuhren über die Seen, denn die Menschen und Tiere hingen mit allen Fasern ihres Wesens an ihrer Heimat. Die Tiere waren so zutraulich, daß sie den Menschen aus der Hand fraßen, die Vögel so vertrauensvoll, daß sie ihre Nester nicht versteckten. Zu dieser Zeit lebten die Menschen mit den Tieren und Pflanzen und Bäumen zusammen wie in einer großen Familie. Sie waren frei von nachteiliger Erkenntnis. Gier und Machtstreben waren ihnen fremd. Die Menschen des Altertums lebten in reiner Einfalt und bewahrten sich dadurch ihre wahre Natur.«

»Wodurch verloren sie ihre Einheit mit allem Leben?« fragte Yu Lin.

»Durch schädliche Erkenntnis und widernatürliches Streben. Irgendwann traten Menschen in den Vordergrund, die ihre eigenen Gedanken und Vorstellungen über die Weisheit der Natur stellten, und durch ihre Reden und Taten wurde die Welt in Zweifel und Verwirrung gestürzt. In ihrem unheilvollen Drang, höher als die anderen zu stehen, begannen diese Menschen, sich selbst als Priester zu bezeichnen. Sie führten Glaubenslehren, Bräuche und moralische Grundsätze ein, und dadurch wurden die Menschen nach und nach voneinander und von dem wahren Leben getrennt, mit dem sie bis dahin vereint gewesen waren. Die großen Priester, die in Wahrheit große Zerstörer waren, zertrümmerten rohes Erz, um daraus Opferschalen zu machen. Sie zerschlugen weißen Edelstein, um daraus Prunkgegenstände anzufertigen. Sie verleugneten das Tao und sein naturgegebenes Wirken und stellten moralische Gesetze auf, die auf dem Mist ihrer beschränkten Vorstellungen gewachsen waren, und damit verdarben sie die Menschen, die sich in ihrer Einfalt von dem Brimborium der Priester blenden ließen.«

Tschuang Tse seufzte und schwieg eine Weile, bevor er den Faden seiner Erzählung wieder aufnahm. »Als die Menschen noch im Tao lebten, wären sie nie auf den Gedanken gekommen, etwas Besonderes zu unternehmen oder irgendwelche fernen Ziele anzustreben. Sie lebten im Augenblick und waren damit zufrieden. Erst als die selbsternannten Priester sie mit ihren Lehren und Bräuchen geblendet und von sich selbst entfremdet hatten, begannen die Menschen mit der verhängnisvollen Suche nach immer mehr Wissen und mit der Jagd nach dem vermeintlichen Glück, ohne zu ahnen, daß sie das wahre Glück bereits verloren hatten. Sie fingen zu laufen an und stolperten bei ihrer rastlosen Suche nach Erkenntnis über ihre eigenen Füße, stritten sich bei dem Streben nach Gewinn, bis es kein Halten mehr gab. Das alles ist die Schuld der Priester.«

Min Teng fiel es schwer, Yu Lin nicht ständig anzusehen, während Tschuang Tse sprach. Ihr Gesicht strahlte eine Schönheit aus, die er bei noch keiner Frau gesehen hatte. Sein Vater hatte einmal gesagt, daß sich hinter einem liebreizenden Frauengesicht oft eine weniger anziehende Seele verbirgt, aber etwas sagte ihm, daß Yu Lins Seele so schön war wie ihr Antlitz.

»Warum haben die Menschen sich in jenen alten Zeiten von den selbsternannten Priestern aus der Verbindung mit dem Tao reißen lassen?« fragte Yu Lin.

»Weil ihre reine Einfalt ihnen keinen Schutz vor den Listen und Winkelzügen der Menschen bot, die sie beherrschen wollten. Es ist nicht schwierig, reine Herzen in die Irre zu führen. Gerade ihre schönste Eigenschaft, die Arglosigkeit, kann ihnen leicht zum Verhängnis werden.«

»Das leuchtet mir ein«, sagte Min Teng. »Aber warum genügte denen, die sich als Priester aufspielten, um die Einfältigen zu beherrschen, ihr Leben im Tao nicht mehr? Warum waren sie nicht mehr damit zufrieden, im Augenblick zu leben, in vollkommenem Einklang mit den Gesetzen der Natur?«

»Irgend etwas muß sie aus der Klarheit in die Verwirrung getrieben haben, mit der sie dann die anderen Menschen ansteckten wie mit einer Seuche. Vielleicht genügte ihnen die schlichte Einfalt ihres Daseins nicht mehr. Sie strebten nach Höherem, ohne zu ahnen, daß es nichts Höheres gibt, als in Einklang mit dem Tao zu leben. Sie müssen das Wissen um den höchsten Wert ihrer Lebensweise verloren haben, sonst hätten sie niemals das Tao verlassen. Ihr Ich erwachte und redete ihnen ein, daß sie besser, klüger, weiser als die anderen Menschen seien. Mit dem Erwachen ihres Ichs begann das Unheil, unter dem die Menschen seitdem leiden. Möglicherweise haben die Priester irgendwann den großen Verlust bereut, den sie sich selbst zugefügt hatten, wie jener Mann, der seine Frau sehr liebte, sich aber nach einer anderen Frau sehnte, in der Hoffnung, eine noch größere Liebe zu erleben. Kennt ihr seine Geschichte?«

Yu Lin und Min Teng verneinten.

»Dieser Mann machte sich auf die Reise, um zu finden, wovon er träumte, während seine Frau traurig, aber hoffnungsvoll auf seine Rückkehr wartete. Auf seinem Weg lernte er viele Frauen kennen und manche lieben, doch keine, die er so sehr liebte wie seine Frau – und keine, die ihn so sehr liebte wie sie. Als er nach fünf Jahren mit einem Schlag die Sinnlosigkeit seiner Suche erkannte und sich auf die Reise nach Hause begab, fand er seine Frau nicht mehr dort vor, und niemand konnte ihm sagen, wohin sie gezogen war. Ein großer Schrecken durchfuhr ihn, denn er wußte nun, daß er die Frau seiner Träume bereits gefunden hatte, ohne sich dessen bewußt gewesen zu sein. Doch seine Einsicht und seine Reue kamen zu spät. Seine Tränen waren so zahlreich wie die Tropfen des Morgentaus, aber sie konnten seine geliebte Frau nicht zurückrufen. Der arme Mann, der sein Glück nicht mehr zu schätzen gewußt und sich dadurch ins Unglück gestürzt hatte, verbrachte den Rest seines Lebens damit, seine verlorene Frau zu suchen, aber er fand sie niemals wieder.«

»Woher weißt du, daß die Menschen des Altertums eins mit dem Tao waren?« fragte Min Teng.

Tschuang Tse lächelte. »Meine Seele erinnert sich gut an diese Zeit«, sagte er, erhob sich und stieg auf sein Pferd.

Min Teng und Yu Lin taten es ihm nach.

Nachdem sie eine Weile geritten waren, fiel Yu Lin auf, daß ein Lächeln auf Tschuang Tses Gesicht lag, ohne daß sie einen Grund dafür erkennen konnte, und ihr kamen die schönen Worte in den Sinn, die Kun Liang ihr einmal gesagt hatte: Im scheinbar grundlosen Lächeln offenbart sich die Natur der Seele.

Vom Nutzen der Nutzlosigkeit

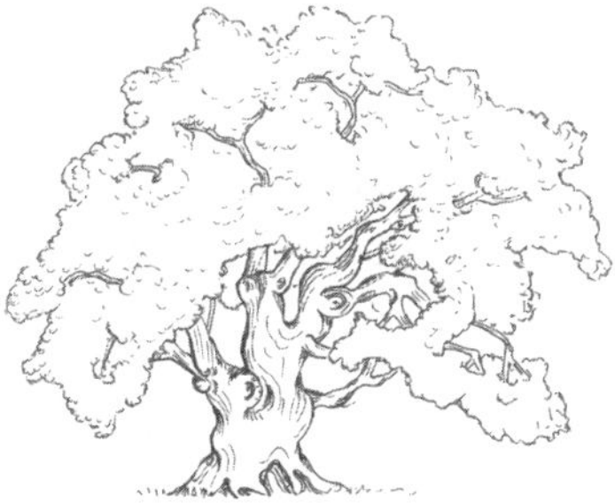

Nach einem langen und zügigen Ritt, der sie ihrem Ziel ein gutes Stück näher gebracht, aber auch matt und hungrig gemacht hatte, beschlossen die Flüchtlinge um die Mittagszeit, sich eine Rast zu gönnen. Als sie zu ihrer Rechten einen prächtigen Ginkgo sahen, lenkten sie die Pferde auf ihn zu, um ihre Ruhepause unter seinem Blätterdach zu halten.

Sie holten den Reiseproviant, den Kun Liang ihnen beim Abschied mitgegeben hatte, aus ihren Satteltaschen, setzten sich ins Gras und stillten schweigend ihren Hunger mit Reis und Hirsebrei, getrocknetem Fisch und frischem Obst, wozu sie Wasser aus ihren Feldflaschen tranken.

Die Vögel in der Krone des Baumes hatten ihr aufgeregtes Zwitschern weitgehend eingestellt, mit dem sie auf die Ankunft der Rastsuchenden reagiert hatten.

»Manchmal frage ich mich«, sagte Min Teng, »ob Tiere miteinander reden können.«

Yu Lin lächelte. »Natürlich reden sie miteinander, wie wir, nur in ihrer Sprache. Als wir uns unter dem Baum niederließen, haben sie über unser Eintreffen geschimpft, denn wir haben ihren Frieden gestört. Nun haben sie sich beruhigt und hoffen darauf, daß wir bald wieder verschwinden, damit sie sich an den Essensresten gütlich tun können, die wir ihnen hinterlassen.«

»Aber sind sie auch zu richtigen Gesprächen fähig – wie wir Menschen?«

»Nun, sie werden sich bestimmt nicht darüber streiten, ob die Sonne größer ist, wenn sie morgens aufgeht, oder wenn sie ihren höchsten Stand erreicht hat – wie die beiden neunmalklugen Jungen, denen wir auf dem Weg zu Kun Liang begegnet sind«, antwortete Tschuang Tse auf Min Tengs Frage. »Mit überflüssigen Gesprächen vergeuden Tiere sicherlich keine Zeit, aber über die Dinge, die für sie im Augenblick von Bedeutung sind, sprechen sie bestimmt. Wenn Gefahr droht, wenn Futter oder Beute locken, wenn die Zeit der Paarung gekommen ist, wenn das Wetter umschlägt, sprechen sie miteinander. In dieser Hinsicht sind sie klüger als die Menschen, die so oft ihren Atem mit sinnlosen Gesprächen verschwenden, die nur dadurch zu erklären sind, daß viele Menschen sich gern reden hören. Der bloße Klang ihrer eigenen Worte versetzt sie in Entzücken, einerlei wie unbedeutend und töricht diese Worte sein mögen.«

Ein Vogel auf einem der unteren Äste des Ginkgos zwitscherte, als wollte er Tschuang Tse recht geben.

»Der Ginkgo ist einer der schönsten unter den Bäumen«, sagte der Weise und blickte mit glänzenden, freudigen Augen in die Krone des Baumes empor, der seine Äste wie Dutzende von Armen in die Höhe gestreckt hatte, wie um dem Himmel für sein Leben zu danken.

»Heute morgen, auf dem Hügel der Eschen, sagtest du, der Weise mache sich prinzipiell nichts zum Prinzip«, wandte sich Min Teng an Tschuang Tse. »Das Leben erfordere die Fähigkeit, frei von starren Grundsätzen zu entscheiden und zu handeln. Auf die Gefahr hin, dir eine törichte Frage zu stellen: Sind gewisse Grundsätze für das Zusammenleben der Menschen nicht vonnöten?«

»Für die allermeisten Menschen sind sie vonnöten, weil sie in ihrer heillosen Verwirrung Hoch und Niedrig, Kostbar und Wertlos, Richtig und Falsch nicht voneinander unterscheiden können. Sie brauchen Prinzipien, an denen sie sich festhalten können wie der Ertrinkende an einem Baumstamm, weil sie die Fähigkeit verloren haben, im Fluß des Tao zu schwimmen. Für den Weisen sind Grundsätze wie Fußfesseln, die ihn nur behindern auf seinem Weg im Einklang mit dem höchsten Sinn.«

»Vor einigen Wochen kam ein Weiser zum Palast des Prinzen Yan, um seine Weisheit in Yans Dienste zu stellen«, sagte Min Teng. »Aber Yan entließ ihn nach wenigen Tagen.«

»Das war kein Weiser, sondern allenfalls ein Klugredner!«

»Weil Prinz Yan ihn entlassen hat?«

»Ach was!« erwiderte Tschuang Tse. »Yan kann einen Weisen nicht von einem Klugredner unterscheiden. Er war deshalb kein Weiser, weil er um des Goldes und der Ehre willen bereit war, sich zum Diener eines Herrschers zu machen. Den Weisen erkennt man daran, daß er sich vor keinen Karren spannen läßt, keine fremden Lasten trägt und sich nicht ausnutzen läßt, auch wenn Gewinn und Ansehen locken. Der Weise bemüht sich, nutzlos und unbrauchbar zu sein. Zimtbäume werden gefällt, weil man Zimt essen kann. Lackbäume werden abgehackt, weil Lack nützlich ist. Alle Welt kennt die Brauchbarkeit des Nützlichen, doch wenige wissen um die Nützlichkeit des Unbrauchbaren.«

»Wozu kann das Unbrauchbare nützlich sein?« fragte Yu Lin.

»Es gibt nicht weit von hier einen Ort, wo Trompetenbäume, Zypressen und Maulbeerbäume wachsen. Die Bäume, die eine oder zwei Handbreiten Umfang haben, werden abgehauen von Leuten, die nach Pfählen zum Anbinden ihrer Affen suchen. Die Bäume mit einem Umfang von drei, vier Spannen werden von Leuten abgeholzt, die nach Balken für die Dächer ihrer Häuser suchen. Die Stämme mit einem Umfang von sieben, acht Spannen werden von vornehmen Familien und reichen Kaufleuten gefällt, die daraus Bretter für Särge zimmern lassen. So erreichen alle Bäume nicht die ihnen vom

Himmel vorgesehene Lebensdauer, sondern sterben auf halbem Weg durch Axt und Beil. Das ist der Fluch der Brauchbarkeit, das ist das Leiden der Nützlichkeit.«

»Ist es denn nicht die Pflicht des Weisen, anderen Menschen mit seiner Weisheit zu helfen, wie es die Aufgabe des Starken ist, die Schwachen zu schützen?« fragte Min Teng.

Tschuang Tse winkte ab. »Der Weise hat keine Pflicht! Er gleicht jener alten Eiche, die so breit war, daß sich ein Ochse hinter ihrem Stamm verstecken konnte, und so hoch gewachsen, daß sie die Hügel in ihrer Umgebung überragte. In einer Höhe von achtzig Fuß erst verzweigte sie sich in etwa zehn Hauptäste, die so dick waren, daß man aus jedem von ihnen ein Boot hätte machen können. Sie galt als eine Sehenswürdigkeit. Ein Zimmermann kam mit seinem Gesellen an dieser Eiche vorbei, aber sah sich den Baum nicht näher an, sondern ging gleichgültig an ihm vorüber, im Gegensatz zu seinem Gesellen, der staunend seine außerordentliche Größe bewunderte und sich an ihm nicht satt sehen konnte. Er lief seinem Meister hinterher und sagte: ›Seit ich die Axt in die Hand nahm, um von dir zu lernen, habe ich nicht einen so gewaltigen Baum gesehen. Du aber hast ihn kaum eines Blickes gewürdigt. Sag mir, warum!‹

Der Meister erwiderte: ›Weil es ein nutzloser Baum ist. Er hat mangelhaftes Holz. Mache eine Dschunke daraus, und sie wird untergehen. Mache Särge daraus, und sie werden schnell verfaulen. Mache Geräte daraus, und sie werden bald zerbrechen. Mache Türen daraus, und sie werden Harz ausschwitzen. Mache Pfeiler daraus, und sie werden wurmstichig. Aus diesem Baum läßt sich überhaupt nichts machen, er ist zu nichts zu gebrauchen.‹

In der folgenden Nacht erschien die alte Eiche dem Zimmermann im Traum und sprach zu ihm: ›Was weißt du mangelhafter Mensch schon über einen mangelhaften Baum? Du kennst doch das Schicksal der Bäume mit feingemasertem Holz, die du so gerne fällst! Oder das der Bäume, die Früchte tragen wie Weißdorn, Birnen oder Orangen! Kaum erlangen ihre Früchte die Reife, so mißhandelt und schändet man sie schon. Die Früchte werden abgerissen, die Äste werden abgebrochen, die Zweige beschnitten. So ziehen diese Bäume durch ihre großzügigen Gaben nur Schaden auf sich und können die ihnen zugemessene Lebensspanne nicht vollenden, sondern gehen schon auf halbem Weg zugrunde. So geht es überall auf der Welt zu, so ist es mit allen Dingen. Deshalb habe ich mir schon immer Mühe gegeben, völlig nutzlos zu werden. Wie du gesehen hast, ist meine Nutzlosigkeit mir von größtem Nutzen. Wäre ich zu irgend etwas zu gebrauchen gewesen, hätte ich dann wohl meine Größe und mein Alter erreicht?‹

Vielleicht hat der Zimmermann etwas aus seinem Traum gelernt«, beendete Tschuang Tse seine Geschichte.

»Dann ist der Weise also nutzlos für weisheitssuchende Menschen?« fragte Min Teng.

»Ja und nein. Sie können seine Weisheit wohl bestaunen, wie die Menschen die große Eiche bestaunt haben, aber sie können keinen unmittelbaren Nutzen aus seiner Weisheit ziehen. Deswegen wird der Weise oft geringgeschätzt, denn man kann ihn nicht ausnutzen; und ihn nur zu bewundern, wird mit der Zeit ermüdend. Weisheit kann man sich nicht von einem Weisen aneignen wie Wissen von einem Gelehrten, man muß sie in sich selbst entdecken und entfalten. Dabei kann der Weise allerdings hilfreich sein, aber nur dann, wenn der Weisheitssuchende bereit und fähig ist, sich helfen zu lassen, was er nicht immer ist.«

»Einerseits bemühst du dich darum, nutzlos zu sein«, sagte Min Teng. »Andererseits wirfst du manchmal die Saat des Tao aus, um anderen Menschen zu helfen. Ist das nicht ein Widerspruch?«

Tschuang Tse lachte schallend. »Das ist nicht mein einziger! Warum sollte ich mir nicht die Freiheit gönnen, hier und da widersprüchlich zu sein? Auch die weise alte Eiche war nicht ganz nutzlos, denn sie hat Jahr für Jahr neue Eicheln wachsen lassen, an denen die Eichelhäher ihre Freude hatten.«

Weisheit hat kein Geheimnis

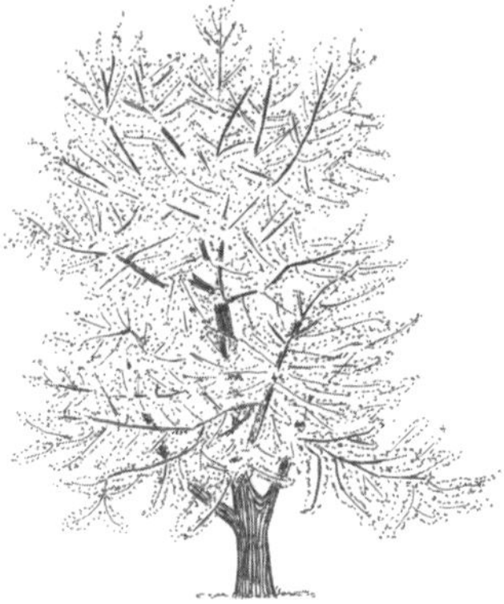

Tschuang Tses Blick fiel auf die grasenden Pferde, die am Stamm des Ginkgos angebunden waren. »Pferde ähneln Menschen«, sagte er. »Von Natur aus sind sie frei, aber sie lassen sich zähmen. Und wenn sie einmal gezähmt sind, fragen sie sich nicht mehr, ob es richtig oder falsch ist, daß sie angebunden sind und Lasten auf ihren Rücken tragen. Sie gehorchen einfach ihren Besitzern und tun, was man ihnen befiehlt, ohne zu merken, daß sie ihre Freiheit, ihr natürliches Leben verloren haben. Die Könige und Fürsten haben versucht, eine aus der natürlichen Ordnung gefallene Menschenwelt künstlich und gewaltsam zu ordnen. Solche Versuche sind grundsätzlich zum Scheitern verurteilt, von wem auch immer sie unternommen werden. Alles, was damit erreicht werden kann, ist die Ersetzung einer heillosen Unordnung durch eine andere. Wenn das Tao einmal verloren ist, kann es nicht durch Gesetze, Verbote, Ermahnungen, Moral, Riten und dergleichen zurückgewonnen werden.«

»Wie kann das Tao denn zurückgewonnen werden?« fragte Yu Lin.

»Für die Menschheit ist es für immer verloren. Nur einzelne Menschen können es noch für sich zurückgewinnen. Dies ist um so schwieriger, je größer die allgemeine Verwirrung ist. Und ich befürchte, daß sie noch ein gewaltiges Wachstum vor sich hat.«

»Wie kann ein einzelner Mensch das Tao zurückgewinnen?« fragte Min Teng.

»Indem er sich nicht zu sehr darum bemüht! Wenn es geschehen soll, geschieht es federleicht, wie von selbst, ohne eine Anstrengung seinerseits. Er muß es einfach nur geschehen lassen. Er darf nicht darum kämpfen, sonst wird es ihm mißlingen. Das mag für einen ehemaligen Soldaten schwierig zu verstehen sein, aber so verhält es sich nun einmal. Der Zugang zum Tao läßt sich durch nichts erzwingen. Er ist ein Geschenk des Himmels.«

»Wenn das Tao ein Geschenk des Himmels ist: Wem gibt der Himmel es?«

Auf Yu Lins Frage antwortete Tschuang Tse: »Denen mit einer unbeugsamen Sehnsucht nach der Freiheit und Wahrheit ihres eigenen Wesens und dem Einklang mit der Natur des großen Ganzen. Diese Sehnsucht stimmt den Himmel großzügig.«

»Du sagst, man könne das Tao erfahren, indem man sich nicht zu sehr darum bemüht. Ist es denn sinnvoll, sich überhaupt darum zu bemühen?«

»Durchaus, Yu Lin. Wenn du den Weg ins Tao finden willst, beobachte dein Denken und seine Wirkung auf dich. Wenn du es gut beobachtest, wirst du feststellen, daß es dich daran hindert, im wahren Erkennen aufzugehen und dich der höheren Eingebung hinzugeben. Die gewöhnlichen Menschen meinen, daß man, ohne zu denken, nichts verstehen kann, doch der Mensch des Tao versteht unmittelbar, ohne das Mittel des Verstandes, er versteht mit der Seele. Für die Seele sind Gedanken wie Nebel für die Augen. Wenn der Nebel sich lichtet, wird das Eigentliche sichtbar.«

»Wenn du das Herz deiner Lehre in wenigen Sätzen zusammenfassen müßtest: Welche Worte würdest du wählen?«

Yu Lins Frage schien Tschuang Tse zu überraschen. »Ich habe keine Lehre! Wenn ich eine hätte, würde es mir doch sehr an Einsicht mangeln. Lehren verkünden den Menschen, wie sie denken und handeln sollen, und gerade da liegt der große Irrtum aller Lehren, denn jeder Mensch hat seine eigene Natur und kann nur dann glücklich werden, wenn er sie verwirklicht. Aus Lehren werden schnell Regeln, aus Regeln werden schnell Gebote und Gesetze, an die alle sich halten sollen, obwohl jeder sich erheblich vom anderen unterscheidet.

Die Herrscher zwingen aber die Menschen dazu, dieselben Sitten und Gebräuche zu pflegen und dieselben Gebote und Gesetze zu befolgen, was der Eigenart jedes einzelnen widerspricht, denn was den einen erquickt, ist für den anderen Gift. Darum ist Herrschaftslosigkeit die einzige Lebensform, in der jeder seine eigene Art entfalten und dadurch Glück erlangen kann, so wie es die Menschen des Altertums konnten. Doch den unheilvollen Predigern, denen damals das Natürliche, also das Bestmögliche, nicht mehr gut genug war, folgten die verhängnisvollen Könige und Kaiser und begründeten die Macht des Menschen über den Menschen. Spätestens an diesem Punkt war nicht nur das Tao, sondern auch die Hoffnung auf die Rückkehr ins Tao verloren, denn die Macht war den Herrschern tausendmal wichtiger als das Wohl der Beherrschten, und sie festigten sie so sehr, daß sie durch nichts mehr aus der Welt zu schaffen war und sein wird. Die Kriege, die seit Jahrhunderten wüten und in Jahrhunderten noch wüten werden, dienten und dienen einzig und allein dem Erhalt und der Vergrößerung der Macht gewissenloser Herrscher.«

In Tschuang Tses Gesicht schien bei seinen Worten eine Spur von Ärger gestiegen zu sein, der sich jedoch schnell wieder verzog wie eine kleine dunkle Wolke, die sich für eine kurze Weile vor die Sonne geschoben hatte.

»Was ist das Geheimnis deiner Weisheit?« fragte Yu Lin.

Tschuang Tse lächelte. »Weisheit hat kein Geheimnis. Wenn man die richtigen Schuhe trägt, vergißt man seine Füße. Wenn man den richtigen Gürtel hat, vergißt man seine Hüften. Wenn man in seiner Erkenntnis alles Für und Wider vergißt, hat man das richtige Herz. Wenn man in seinem Inneren nicht mehr schwankt und sich nicht nach anderen richtet, hat man die Fähigkeit, richtig mit den Dingen umzugehen. Wenn man soweit ist, daß man das Richtige trifft und niemals das Richtige verfehlt, dann hat man das richtige Vergessen dessen, was richtig ist.«

Der Fluch des weisheitslosen Wissens

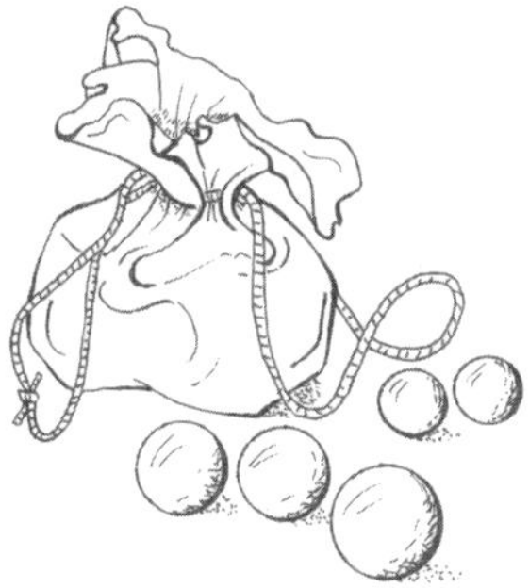

Das längere Schweigen, das Tschuang Tses Worten gefolgt war, wurde von Min Tengs Frage gebrochen, warum im Altertum sich niemand gegen den Verlust des Tao gewehrt hatte.

»Wie können Blumen sich gegen Sicheln wehren? Wie können Bäume sich gegen Äxte wehren?« entgegnete der Weise. »Die Menschen des Altertums lebten wie Blumen und Bäume in tiefer Einheit mit der Natur. Die ersten Könige raubten ihnen diese Einheit, aber die Menschen bewahrten sich noch ihre Unschuld. Die nächsten Könige stahlen ihnen ihre Unschuld, aber noch lebten die Menschen in Frieden. Doch unter der Herrschaft der nachfolgenden Könige verfi el das Leben mehr und mehr, denn sie brachten das Ordnen und Verbessern in die Welt, verleugneten den höchsten Sinn und ersetzten ihn durch das sogenannte Gute. In dieser Zeit verloren die Menschen ihre Verbindung mit der natürlichen Weisheit der Seele und begannen, dem Verstand zu folgen. Ihres seelischen Augenlichts beraubt, tappten sie im dunkeln und verstrickten sich in Streitigkeiten, Neid, Lügen, Gier und Gewalt. Und das Tao war für sie endgültig verloren! Sie hätten die Prediger mit Mißachtung strafen oder sie auslachen sollen, doch sie kannten keinen Argwohn, sie waren so leicht zu verderben.«

»Und wenn sie jetzt die Prediger mißachten und ihren Reden keinen Glauben mehr schenken würden?« fragte Min Teng.

»Ja, wenn sie es täten«, sagte Tschuang Tse. »Wenn sie die Prediger aus dem Land trieben, wenn sie weisheitsloses Wissen verschmähten wie eine ungenießbare Speise, wenn sie alle Edelsteine und Perlen in die Flüsse würfen wie Kieselsteine, wenn sie alle Siegel und Stempel zerstörten, wenn sie alle Scheffel und Waagen vernichteten, wenn sie das Geld abschafften, vielleicht würden sie dann zur Ehrlichkeit und Natürlichkeit zurückfinden. Wenn sie all dies täten, würden sie vielleicht ihre Gier verlieren und aufhören, zu streiten und einander zu betrügen. Aber glaubst du, Min Teng, daß sie es täten?«

»Ich glaube es nicht. Sie hängen zu sehr an Perlen und Edelsteinen, um sie wegzuwerfen. Sie lieben das Geld viel zu sehr, um es abzuschaffen. Und sie sind zu stolz auf ihr Wissen, um es zu verschmähen.«

»Eher würden sie sich die Ohren abschneiden, als auf

ihr Wissen zu verzichten!« sagte Tschuang Tse. »Ihnen geht es doch darum, es zu vermehren! Doch vermehrt sich das Wissen um Pfeil und Bogen und Armbrüste, so geraten die Vögel in der Luft in Verwirrung. Vergrößert sich das Wissen um Angeln, Netze, Köder und Reusen, so kommen die Fische im Wasser in Verwirrung. Vermehrt sich das Wissen um Fallen, Schlingen und Fallgruben, bringt dies die Tiere des Feldes und Waldes in Verwirrung. Wächst das Wissen um Falschheit, Lügen, Verleumdungen, Spitzfindigkeiten und Intrigen, so geraten die Sitten in Verwirrung. Durch Überschätzung der weisheitslosen Erkenntnis ist die Welt in Unordnung geraten. Die Menschen streben nach dem, was sie nicht wissen, anstatt nach dem, was sie vor langer Zeit einmal wußten. Sie rügen, was sie für schlecht halten, anstatt das zu tadeln, was ihnen als gut erscheint, und so steigern sie die heillose Unordnung mehr und mehr. So läßt der Schein der Sonne und des Mondes nach, so versiegt die Lebenskraft der Flüsse und Berge, so gerät der Gang der Jahreszeiten durcheinander. Bis zum kleinsten Wurm, bis zur kleinsten Fliege hinunter verliert alles in der Welt seine wahre Natur, wird sich selbst immer fremder und entfernt sich weiter und weiter vom Tao. Seit die Menschen aus dem Tao gefallen sind, reißen sie alles Leben auf der Welt mit sich in den Abgrund der Selbstentfremdung und Verwirrung. Der Fluch des weisheitslosen Wissens lastet auf ihnen, doch in ihrer Verblendung empfinden sie ihn als Segen!«

»Aber Wissen kann auch ein großer Segen sein!« sagte

Yu Lin. »Kun Liang hat mit seinem Heilwissen schon so vielen kranken Menschen geholfen.«

»Wissen als solches ist weder schlecht noch gut«, erwiderte Tschuang Tse. »Ob es ein Segen oder Fluch ist, hängt von den Menschen ab, die es benutzen, und von der Art und Weise, wie sie es benutzen. Wäre Kun Liang kein Heilkundiger, sondern ein Mörder, könnte er mit seinem Wissen um die Wirkungen der Pflanzen viele Menschen vergiften. Er wendet sein Wissen hilfreich an, weil er ein guter, weiser Mensch ist. In den Händen eines solchen Menschen wird Wissen zu einem Segen. In den Händen eines bösen, weisheitslosen Menschen kann das gleiche Wissen zu einem Fluch werden. Da sich kaum verhindern läßt, daß mit der Zeit das Wissen in alle Hände gelangt, wird es immer beides zugleich sein: Segen und Fluch.«

Tschuang Tse seufzte. »Und nun haben die Menschen, um dem ganzen Unheil noch die Krone aufzusetzen, das Geld erfunden, mit dem sie das vollkommene Ziel ihrer Besitzgier geschaffen haben, das alle natürlichen Grenzen außer Kraft setzt. Was konnte ein besitzgieriger Mensch sich anschaffen, bevor es das Geld gab? Grundstücke, Häuser, Möbel, Geräte des täglichen Gebrauchs, Pferde und andere Nutztiere. Doch wenn einer zehn Grundstücke und zehn Häuser mit Hunderten von Möbeln und Dingen des täglichen Gebrauchs besitzt, wenn er hinter jedem Haus ein Pferd und andere Nutztiere hat, wird er seines Lebens nicht mehr froh, denn sein Besitz ist eine Last. Seine Grundstücke und Häuser wollen gepflegt und bewohnt werden, die Möbel und Dinge des täglichen Gebrauchs wollen benutzt werden, die Pferde und die anderen Nutztiere wollen gefüttert und getränkt werden. So wird er tagaus, tagein von einem seiner Häuser zum nächsten eilen, um seine Besitztümer zu pflegen und zu unterhalten. Wenn er nicht völlig der Verwirrung anheimgefallen ist, wird er bald erkennen, daß er zum Sklaven seines Besitzes geworden ist und mehr Freude an seinem Leben hätte, wenn er nur ein Grundstück, ein Haus und ein Pferd besäße. Das Geld hingegen bedarf keiner Pflege, und die Menschen können so viel davon ansammeln, wie es ihnen möglich ist, ohne ihren Geldbesitz als Belastung zu empfinden. Dadurch hat ihre Besitzgier ihre natürliche Beschränkung verloren, und so ist die Redensart entstanden, daß man nie genug Geld haben könne. Alle reden davon, wie herrlich und nützlich doch das Geld sei. Ich meine, daß die Erfindung des Geldes alle anderen menschlichen Erfindungen an Schrecklichkeit und Schädlichkeit bei weitem übertrifft, denn das Geld hat der Besitzgier eine Maßlosigkeit verschafft, die unsäglich großes Leid und Elend in die Welt bringen wird.«

DAS GESCHENK DER STERNE

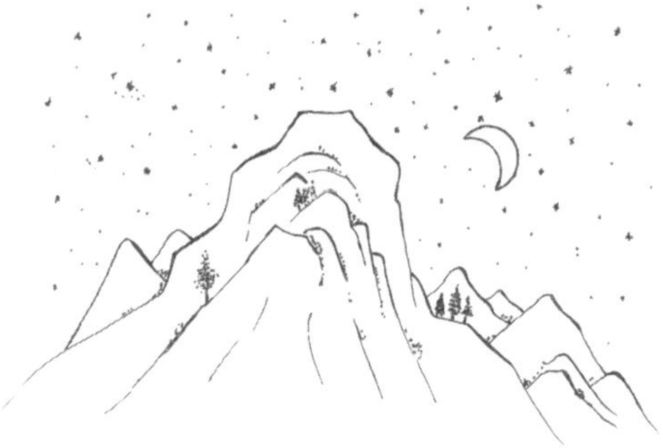

»Wann hast du zum ersten Mal vom Tao erfahren?« fragte Yu Lin unvermittelt.

»Das Wissen um das Tao ruhte schon vor der Geburt meines Körpers in meiner Seele, wie das Wissen um das Fliegen in der Seele eines Vogels liegt, während er noch im Ei heranwächst. Bereits als Kind suchte ich nach dem Tao, ohne indes zu wissen, was ich suchte. Das Leben der Erwachsenen erschien mir mangelhaft, ihm fehlte etwas, ein höherer Sinn, eine tiefere Freude. Alle Menschen in meinem Heimatdorf waren von früh bis spät mit ihren Arbeiten und Vergnügungen beschäftigt und wirkten im großen und ganzen zufrieden damit, doch ihre Arbeiten erschienen mir als eintönig und ermüdend und ihre Vergnügungen als hohl und niedrig. Eine innere Stimme sagte mir, daß es etwas im Leben gab, das voller Sinn und Schönheit war, und manchmal hatte ich das Gefühl, diesem gewissen Etwas nahe zu kommen, seinen verborgenen Sinn zu erahnen, seine unsichtbare Schönheit zu erkennen. Doch immer wenn ich die Hand ausstreckte, um es zu berühren, entzog es sich mir. Ich ließ mich dadurch aber nicht entmutigen.«

»Hast du mit deinen Eltern darüber gesprochen?«

Tschuang Tse lachte. »Ja, Min Teng, ich habe es einmal versucht, als ich zehn oder elf war, aber sie schauten mich an, als hätte ich den Verstand verloren. Dabei versuchte ich nur unwillkürlich, über meinen Verstand hinauszugehen. Es sei Träumerei und Zeitvergeudung, nach etwas Unsichtbarem zu suchen, tadelte mein Vater mich. Und meine Mutter stimmte ihm zu. Danach sprach ich mit niemandem mehr über meine Sehnsucht nach dem wahren Leben, das sich hinter dem scheinbaren verbarg, welches die Menschen im Dorf als das einzige betrachteten. Die Jahre vergingen, ich wuchs zu einem Mann heran, und mit meinem Körper wuchs meine Sehnsucht nach der Entdeckung des Tao, das ich damals noch nicht so nannte. Ich hatte keinen Namen dafür, ich ahnte nur, daß es alle Vorstellungen überstieg, die ich mir von ihm machen konnte, und daß es mir grenzenlose Erfüllung und Freiheit schenken würde: dieses verheißungsvolle Unbekannte, das mich manchmal anstrahlte, wenn meine Augen dem Flug eines Schmetterlings oder dem langsamen Zug der weißen Wolken am Himmel folgten, wenn ich dem Rauschen des Windes in den Baumkronen lauschte oder den anmutigen Tanz der

Blumen im Sommerwind betrachtete. Meine Sehnsucht, es zu finden, reifte mit der Einsicht, daß ich es nicht suchen konnte, weil es überall war, auch in der Tiefe meiner eigenen Seele.«

»Wenn es überall war, hättest du es überall suchen können«, wandte Min Teng ein.

Tschuang Tse schüttelte den Kopf. »Gerade weil es überall war, konnte ich es nirgendwo suchen. Wie soll der Vogel den Himmel suchen, in dem er fliegt? Er kann sich nur danach sehnen, eins mit dem Himmel zu werden. Schließlich wurde mir bewußt, daß nicht ich das Tao, sondern das Tao mich finden würde, wenn es so sein sollte und die Zeit dazu gekommen war.«

»Und wann hat das Tao dich gefunden?«

Tschuang Tse lächelte eine Weile, bevor er Yu Lin antwortete: »Wenige Tage nach meinem fünfundzwanzigsten Geburtstag erwachte ich mitten in der Nacht aus einem heiteren Traum, fühlte mich beschwingt, hellwach und konnte keinen Schlaf mehr finden. Also stand ich auf, verließ das Haus auf leisen Sohlen, um niemanden zu wecken, und bestieg im Licht des Vollmonds einen Hügel am Rand der Stadt. Es war eine warme, windstille Nacht. Die Luft war so klar, daß die Sterne zum Greifen nah erschienen. Als ich die Kuppe des Hügels erreichte, schaute ich die Sterne lange in wachsender Selbstvergessenheit an. Und plötzlich hörte ich ihre Musik!«

»Die Sterne spielten Musik?«

»Ja, Yu Lin, eine ganz zarte, himmlisch schöne Musik, die ich nicht mit den Ohren, sondern mit meiner Seele hörte. Einem unwiderstehlichen Antrieb folgend, begann ich zu tanzen. Während das ganze Dorf schlief, erwachte ich und wurde in meinem Tanz eins mit den Sternen und ihrer Musik. Meine Zehenspitzen berührten den Boden, meine Fingerspitzen den Himmel. In meinem Tanz vereinten sich Himmel und Erde. Das Tao öffnete sich mir, ließ mich in seine unsagbare Schönheit ein, und ich wurde zu einem Teil von ihm. Ich bekam es von den Sternen geschenkt. Nie wieder in meinem Leben erhielt ich ein so kostbares Geschenk. Ich ließ den Verstand hinter mir zurück und sah, daß nicht nur die Sterne und ich, sondern auch die Vergangenheit, Gegenwart und Zukunft miteinander tanzten. In dieser Nacht begann mein wahres Leben. Vor dieser Nacht hatte ich nur mit unbeirrbarer Sehnsucht darauf gewartet, daß es beginnen würde.«

EINE UNSICHERE BRÜCKE ÜBER EINEM ABGRUND

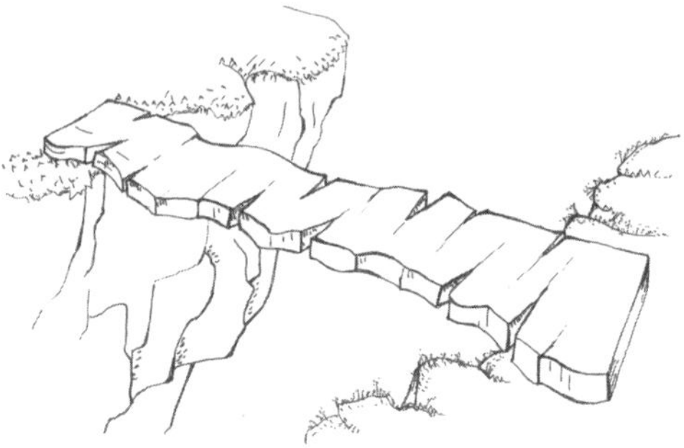

Min Teng betrachtete Tschuang Tse wie gebannt und fragte sich erneut, wie ein Mann in diesem Alter so klare, strahlende Augen haben konnte, die man sonst nur bei Kindern sah, denen das Leben noch nicht jene bitteren Lektionen erteilt hatte, die den Blick stumpf und trüb machten. Vielleicht lag der Grund für Tschuang Tses leuchtende Augen in jener Nacht, von der er gerade erzählt hatte. Wenn das Tao die Quelle allen Lebens war, wirkte es auf den Menschen, der mit ihm vereint war, womöglich wie ein Jungbrunnen, aus dem er Frische, Heiterkeit und Glanz trinken konnte.

Yu Lin brach das Schweigen, das Tschuang Tses Worte bewirkt hatten: »Ich habe auch ein Geschenk erhalten, vor etwa drei Jahren, aber ich empfinde es nicht als kostbar. Kun Liang meint, es sei eine Gabe des Himmels, aber mir erscheint es eher als eine Bürde. Hat er euch davon erzählt?«

»Ja, er hat darüber gesprochen«, antwortete Tschuang Tse. »Er hat uns vom Schicksal der Fischerstochter erzählt, deren gewaltsamen Tod du vorausgesehen hast. Haben sich danach noch weitere deiner Wahrträume bestätigt?«

»Nicht alle. Einmal träumte ich, daß unsere hochschwangere Nachbarin Zwillinge zur Welt bringen würde, und eine Woche später geschah es auch so. Ein anderes Mal träumte ich, daß ein Zimmermann in He Jing während seiner Arbeit plötzlich tot umfallen würde, und auch das geschah, etwa drei Wochen später. Ich träumte aber auch, daß ein Junge aus der Stadt beim Schwimmen im Fluß ertrinken würde; fast wäre er auch ein paar Tage darauf wirklich ertrunken, doch ein Schneider hörte seine Hilferufe und rettete ihn. Und einmal sah ich, wie die neue Brücke, die vor zwei Jahren über den Fluß gebaut wurde, lichterloh in Flammen stand und in sich zusammenstürzte. Doch heute morgen hat sie mein Pferd und mich gut getragen, als ich die Stadt verließ.«

»Vielleicht wird sie eines Tages noch in Flammen aufgehen«, erwog Min Teng. »Du könntest mit diesem Traum in eine Zeit gereist sein, die noch nicht gekommen ist.«

»Deine Wahrträume werden also nicht mit Sicherheit, sondern mit einer gewissen, nicht näher zu bestimmenden Wahrscheinlichkeit durch die Wirklichkeit bestätigt«, stellte Tschuang Tse fest.

Yu Lin nickte. »Diese Unsicherheit mindert leider nicht die Last meiner Gabe. Oft fürchte ich mich vor dem Einschlafen davor, in der Nacht einen Wahrtraum zu haben. Diese Reisen meiner Seele bürden mir eine Verantwortung auf, mit der ich nicht umzugehen weiß. Ich habe mir große Vorwürfe gemacht, daß ich den Fischer und den Zimmermann nicht gewarnt habe. Vielleicht hätte ich ihn und die Fischerstochter vor dem Tod bewahren können.«

»Vielleicht auch nicht«, entgegnete Tschuang Tse. »Was hättest du dem Zimmermann sagen sollen? Daß er nicht mehr arbeiten soll, weil er bei der Arbeit sterben wird? Was hättest du dem Fischer sagen sollen? Daß er seiner Tochter auf Schritt und Tritt folgen oder sie in seinem Haus einsperren soll, weil sie in einem Wald umgebracht wird?«

»Ich habe den Jungen gewarnt! Ich habe ihn gebeten, nicht mehr in dem Fluß zu schwimmen. Er fragte mich, warum er auf eine seiner größten Freuden verzichten sollte, und ich erzählte ihm, was ich in meinem Traum gesehen hatte. Der Junge lachte mich aus und sagte, ich sei verrückt. Ein paar Tage, nachdem er vor dem Ertrinken gerettet wurde, lief ich ihm zufällig über den Weg. Er starrte mich erschreckt an und rannte dann schnell davon.«

»Wie oft hast du diese Träume?« fragte Min Teng.

»Sie kommen, wann sie wollen. Manchmal zweimal in der Woche, und dann habe ich wieder wochenlang Ruhe vor ihnen. Vor einigen Tagen hatte ich einen Traum, der mich vor eine sehr wichtige Frage gestellt hat, auf die ich noch keine Antwort weiß. In diesem Traum habe ich gesehen, daß der erste Mann, den ich lieben werde, aufgrund seiner Liebe zu mir auf gewaltsame Weise sterben wird. Leider konnte ich sein Gesicht nicht erkennen. Alles, was ich in diesem Traum sah, war wie in dichten Nebel gehüllt. Ich weiß nur, daß ich in der Nähe meines Geliebten war, ihm aber nicht helfen konnte. Er wurde getötet, und ich wußte, daß er starb, weil er mich liebte.«

»Mehr konntest du nicht erkennen?« fragte Tschuang Tse.

Yu Lin schüttelte den Kopf. »Als ich erwachte, weinte ich, zitterte am ganzen Leib und fror, wie ich noch nie in meinem Leben gefroren habe. Das Blut in meinen Adern erschien mir kalt wie Brunnenwasser. Es war der erste Wahrtraum, der mir selbst galt. Die Warnung, die von ihm ausging, hätte kaum grausamer sein können. Sie bedeutet, daß ich in meinem Leben keinen Mann lieben darf, weil meine Liebe seinen Tod bewirken wird. Dabei trage ich schon seit Jahren eine starke Sehnsucht nach Liebe in meiner Seele. Es gibt nichts, was ich mir mehr wünsche, als den Zauber und die Schönheit einer großen Liebe zu erleben. Es fällt mir unsagbar schwer, mich von dieser Sehnsucht zu trennen. Aber ich werde es wohl müssen!«

»Warum?« fragte Tschuang Tse. »Eben haben wir festgestellt, daß deine Wahrträume nicht mit Sicherheit, sondern nur mit einer gewissen Wahrscheinlichkeit Wirklichkeit werden. So könnte es auch mit diesem

Traum sein. Es ist also durchaus möglich, daß der erste Mann, den du liebst, nicht wegen deiner Liebe sterben muß – wie der Junge, den du ertrinken sahst, nicht ertrunken ist.«

»Ja, es ist möglich, aber wie kann ich das Wagnis eingehen, der Grund für den Tod des ersten Mannes zu sein, dem ich mein Herz öffne? Würde er sterben, müßte ich die Last meiner Schuld bis ans Ende meines Lebens tragen und könnte sicherlich nie wieder einen anderen Mann lieben. Es erscheint mir als das geringere Übel, mir gänzlich das Lieben zu verbieten.«

»Und wenn nun das scheinbar geringere Übel das eigentlich größere ist?« wandte Tschuang Tse ein.

»Würdest du eine unsichere Brücke betreten, die über einen Abgrund führt, wenn du wüßtest, daß sie mit einer gewissen Wahrscheinlichkeit unter deinem Gewicht nachgeben und dich mit ihr in die Tiefe reißen wird?« entgegnete Yu Lin.

»Das hängt ganz davon ab, was auf der anderen Seite des Abgrunds liegt. Wenn dort meine Bestimmung auf mich wartete, würde ich den Gang über die Brücke wagen. Deine starke Sehnsucht nach Liebe deutet darauf hin, daß es dir bestimmt ist, die Liebe zu entdecken. Wenn es so ist, solltest du über die Brücke gehen, so gefährlich dieser Gang auch sein mag. Seiner Bestimmung nicht zu folgen, ist immer das größere Übel.«

»Und wenn ich mit der Brücke in den Abgrund stürze?«

»Und wenn die Brücke dich trägt? Du machst auf

mich den Eindruck eines tapferen, hoffnungsvollen Mädchens, aber hier scheint es dir an Mut und Zuversicht zu mangeln.«

Yu Lin senkte den Kopf: »Meine Hoffnung kämpft gegen meine Angst, seit ich diesen Traum hatte. Die Angst scheint stärker als die Hoffnung zu sein, aber der Kampf ist noch nicht entschieden.«

»Falls die Liebe deine Bestimmung ist, wird sie deiner Hoffnung Kraft geben«, sagte Tschuang Tse. »Wenn die Bestimmung eines Menschen so stark ist, daß er sein Leben verfehlen würde, wenn er ihr nicht folgte, dann schenkt sie ihm auch den Mut und die Kraft, seine Berufung zu verwirklichen, selbst wenn der Weg dorthin durch das Feuer der Angst führt.«

»Was ist deine Berufung, Tschuang Tse?«

»Meine Berufung ist es, im Tao zu leben.«

»Ist es möglich, das Tao auf dem Weg der Liebe zu finden?«

»Viele Wege führen zum Tao, Yu Lin. Die Liebe ist einer von ihnen, weil in tiefer Liebe sich das Ich auflöst wie Salz im Wasser. Das Ich ist das größte Hindernis auf dem Weg zum Tao. Je kleiner das Ich wird, desto leichter ist es, sich dem Tao zu nähern. Wenn das Ich ganz verschwunden ist, weil das Salz sich so sehr im Wasser aufgelöst hat, daß es sich selbst nicht mehr als Salz wahrnimmt, dann wird es möglich, das Tao zu erkennen und sich mit ihm zu vereinen.«

DAS ICH IST NIE ZUFRIEDEN

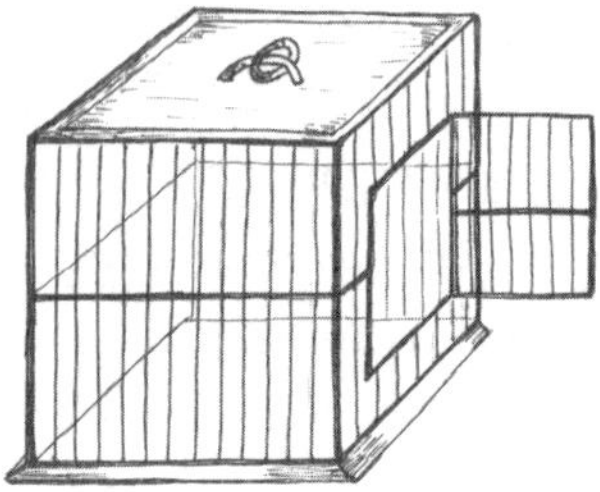

Erneut empfand Min Teng Bewunderung für die Mühelosigkeit, mit der es Tschuang Tse immer aufs neue gelang, seine Worte so zu wählen, daß sie unmittelbaren Einlaß in die Seele seiner Zuhörer fanden. Ein kurzer Blick auf Yu Lins Gesicht überzeugte ihn davon, daß auch sie von dem Zauber gebannt war, der aus Tschuang Tses Worten strömte.

»Was ist das Ich?« fragte Min Teng, nachdem er eine Weile über Tschuang Tses Antwort nachgedacht hatte.

»Das Ich ist das, wofür ein Mensch sich hält, ohne es wirklich zu sein. Es ist ein falsches Bild, das er sich von sich selbst gemacht hat. Ein Irrtum, den er hegt und pflegt. Die meisten Menschen sind regelrecht in ihr Ich vernarrt und immerzu darum bemüht, es zu verschönern, zu verstärken, zu vergrößern. Der reiche Kaufmann, vor dem Yu Lin flüchtet, ist ein hervorragendes Beispiel dafür. Er schuftet von früh bis spät, um seinen Besitz und seine Macht zu erweitern. Er hält sich für einen großen Mann, doch groß ist nur sein Ich, sein Trugbild von sich selbst. Nähme das Schicksal ihm von heute auf morgen seinen Besitz und seine Macht, würde er sich so unwichtig fühlen, wie er im Grunde ist.«

»Woran erkennt man das Ich eines Menschen?« wandte sich Yu Lin an Tschuang Tse, »und worin unterscheidet es sich von seinem wahren Wesen?«

»Man erkennt das Ich an seiner Unersättlichkeit. Das Ich ist nie zufrieden. Es will immer mehr von dem, was es hat, um immer größer, immer stärker, immer wichtiger zu werden. Es strebt unentwegt danach, das Ich der anderen Menschen zu übertreffen. Das Ich eines Ringkämpfers sehnt sich danach, der beste Ringkämpfer unter dem Himmel zu sein. Das Ich eines Kaufmanns bemüht sich darum, der reichste Kaufmann der ganzen Stadt zu sein. Das Ich einer schönen Frau strebt danach, die schönste Frau weit und breit zu sein. Das Ich sucht unentwegt den Vergleich, den Wettstreit, und je schwieriger der Kampf ist, desto größer ist die Befriedigung für das Ich, wenn es ihn gewinnt. Es kann sich nicht mit dem begnügen, was es erreicht hat, und setzt sich immer neue Ziele, die es erreichen will. Stets ist es ruhelos, zur ständigen Tätigkeit verurteilt. Weil das Ich ganz tief innen seine wahre Bedeutungslosigkeit erahnt, betäubt es diese Ahnung unentwegt mit immer neuen Beweisen seiner Herrlichkeit. Im Grunde ist das Ich ein bemitleidenswerter Sklave seines unstillbaren Hungers nach Ruhm, Erfolg und Macht. Das wahre Wesen eines Menschen ist völlig mit dem zufrieden, was es ist. Es genügt sich selbst. Reichtum, Geltung, Bestätigung bedeuten ihm nichts. In sich selbst ruhend, ist es unabhängig von äußerem Lob und Tadel und lebt in Frieden und Freiheit.«

»Warum lieben die Menschen dann ihr falsches Bild von sich selbst, anstatt nach ihrem wahren Wesen zu suchen?«

»Weil sie, wie ich schon sagte, in tiefer Verwirrung leben, Min Teng, und im dichten Nebel ihrer Wirrnis das Falsche für das Wahre halten, das Obere für das Untere und das Wertlose für das Kostbare. Zur Unfreiheit verdammt, sind sie wie mit Stricken gefesselt, gefangen in ihren ruhelosen Geschäften und leeren Gewohnheiten. Unablässig Unbedeutendes bewirkend, zehren sie sich täglich immer mehr aus. Sie verfolgen unwesentliche Ziele, streben danach mit hartnäckigem Eifer und versinken schließlich in ihren Handlungen wie in einem Sumpf, so daß eine Umkehr für sie unmöglich wird. Und ist das Herz dann dem Tod nahe, läßt es sich nicht mehr zum wahren Leben bringen.«

»Ist es möglich, die Menschen aus ihrer Unfreiheit zu befreien?«

»Nein. Die in der allgemeinen Verwirrung Gefangenen können sich nur aus eigenem Antrieb und aus eigener Kraft befreien, Yu Lin. Manchen kann man immerhin helfen, sich ihrer Unfreiheit bewußt zu werden. Doch in der Regel scheitert man an der Macht der Gewohnheit. Öffne zehn Vögeln, die schon seit langem in Käfigen leben, für eine Weile die Käfigtüren. Neun von ihnen werden auf ihren Stangen sitzen bleiben, als sei nichts geschehen. So ist es auch mit den Menschen. Sie haben vergessen, daß es Freiheit gibt. Sie haben vergessen, daß ihre Seelen fliegen können, und hocken wie gelähmt in den Käfigen ihres Lebens. Öffnet man ihnen die Tür durch das richtige Wort zur rechten Zeit, stellt man fest, daß die allermeisten die Sicherheit der gewohnten Gefangenschaft den Unwägbarkeiten der vergessenen Freiheit vorziehen.«

Mit einem Seufzer stand Tschuang Tse auf und ging zu den Pferden. Yu Lin und Min Teng folgten ihm.

DIE GEFÄHRLICHKEIT DER MASCHINEN

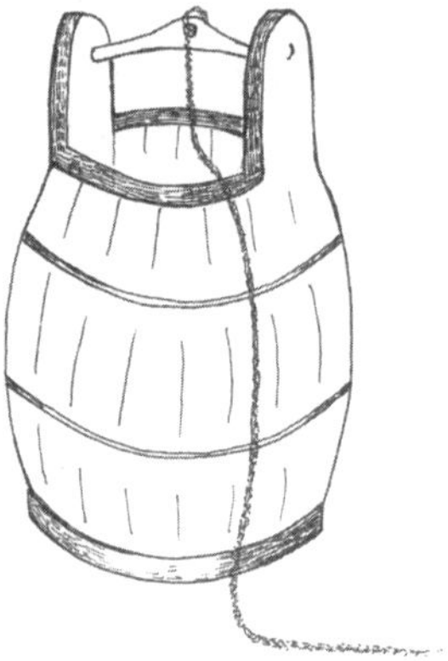

Sie waren noch nicht lange geritten, als sie unweit des Weges einen älteren Mann in dem Gemüsegarten vor seinem Haus sahen, der einen Krug in den Armen hielt. Offensichtlich hatte er damit Wasser aus seinem Brunnen geholt.

»Ich werde den Mann um Wasser bitten«, sagte Min Teng, »denn unsere Feldflaschen sind fast leer.«

Die Reisenden zügelten ihre Pferde und lenkten sie auf den alten Mann zu, der die Ankömmlinge nicht bemerkte, weil er ganz vertieft in seine Arbeit war. Immer aufs neue stieg er in seinen Brunnen hinab, brachte den Krug mit Wasser herauf und goß es in die Gräben aus, die er zur Bewässerung seiner Gemüsepflanzen angelegt hatte. Er bemühte sich sehr und brachte doch nur wenig zustande. Erst als die Reiter ihre Pferde wenige Schritte vor ihm anhielten, bemerkte der Mann sie und sah auf.

Min Teng grüßte ihn höflich. »Darf ich dich um etwas Wasser für uns bitten?«

Der alte Mann nickte freundlich, nahm bereitwillig die Feldflaschen entgegen, füllte sie mit Wasser aus seinem Krug und reichte sie zurück.

»Danke«, sagte Min Teng. »Warum machst du dir eigentlich so viel Arbeit? Weißt du nicht, daß es ein Gerät gibt, mit dem man an einem Tag hundert Gräben bewässern und so mit wenig Mühe viel erreichen kann?«

Der Gemüsegärtner antwortete nicht.

»Es handelt sich dabei um einen hölzernen Hebelarm, der hinten beschwert und vorne leicht ist«, erklärte Min Teng. »Man nennt diese Vorrichtung einen Ziehbrunnen.«

Als der Gärtner immer noch schwieg, als hätte er ihn nicht verstanden, fragte Min Teng: »Möchtest du nicht ein solches Gerät anwenden?«

Der Gärtner wischte sich den Schweiß von der Stirn und schüttelte mißbilligend den Kopf. »Wenn einer Maschinen benutzt, so betreibt er bald alle seine Geschäfte maschinenartig. Wer aber seine Geschäfte maschinenartig betreibt, der bekommt bald ein Maschinenherz. Wer ein solches Herz in der Brust hat, verliert die reine Einfalt. Und wer die reine Einfalt verloren hat, wird unruhig und ungewiß in seinem Geist. Ich kenne den Ziehbrunnen, ein Mann im Nachbardorf besitzt einen, aber ich schrecke davor zurück, mir eine solche Maschine anzuschaffen.«

»Hat der Mann im nächsten Dorf, der einen Ziehbrunnen anwendet, dadurch ein Maschinenherz bekommen?« fragte Tschuang Tse.

Der Gärtner kratzte sich am Kinn. »Ich kenne ihn nicht gut genug, um zu beurteilen, ob sich sein Herz verändert hat.«

»Die Dinge, mit denen man im täglichen Leben umgeht, haben ohne Zweifel einen Einfluß auf das Herz«, sagte Tschuang Tse. »Du gehst unentwegt die Stufen zu deinem Brunnen hinunter und herauf, um deinen Garten zu bewässern. Befürchtest du nicht, daß du dadurch ein Stufenherz bekommst?«

Der alte Mann warf Tschuang Tse einen überraschten Blick zu und schüttelte dann den Kopf. »Stufen sind doch keine Maschinen! Maschinen beruhen allesamt auf einer List, auf einer durch berechnendes Denken entstandenen Überlistung der Natur, und diese List kann die Unschuld des Herzens leicht zerstören. Erst benutzt man Maschinen, dann gewöhnt man sich an sie, mit der Zeit wird man ihnen ähnlich. Schließlich wird man von ihnen abhängig, und nicht nur die Einfalt des Herzens, sondern auch die Freiheit ist dahin. Deshalb schöpfe ich mein Wasser lieber mit einem Krug aus dem Brunnen. Ich habe damit zwar meine Mühe, aber mein Herz bleibt ungefährdet.«

»Stufen sind zwar keine Maschinen, aber sie beruhen auch auf einer List«, entgegnete Tschuang Tse. »Auch das Anlegen eines Brunnens ist eine durch berechnendes Denken entstandene Überlistung der Natur. Wenn du dir Sorgen um die Einfalt deines Herzens machst, dürftest du diesen Brunnen nicht benutzen. Du wirst dein Herz nicht in Gefahr bringen, wenn du einen Ziehbrunnen einsetzt. Maschinen sind nicht gefährlich, sofern man achtsam und umsichtig mit ihnen umgeht, sofern man sie bedient, ohne sich von ihnen beherrschen zu lassen. Sie können eine Erleichterung des täglichen Lebens sein. Mit Hilfe eines Ziehbrunnens würdest du viel Zeit und Kraft sparen, die du im Garten der Muße verbringen könntest, wo die schönsten Blumen der Freude und Weisheit wachsen.«

Der alte Gärtner blickte den Weisen mit gerunzelter Stirn an, hinter der man seinen Geist förmlich arbeiten sah. Mehrmals setzte er zu einer Antwort an, doch mehr als ein nachdenkliches Brummen kam nicht aus seinem Mund.

Schließlich sagte er: »Deine Gedanken haben mich verwirrt. So habe ich die Dinge noch nicht betrachtet. Ich werde darüber nachdenken.«

WÜTENDE JÄGER

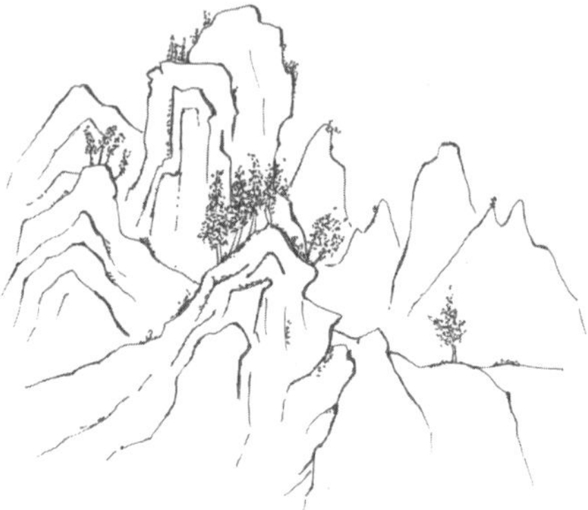

Ihr weiterer Weg nach Norden führte die Flüchtlinge durch eine von grauen, schroffen Hügeln beherrschte, unbesiedelte Gegend, deren Unwirtlichkeit durch fast vertrocknete Gebüsche und vereinzelte Bäume nur wenig gemildert wurde.

»Dies muß das Gebiet der Hundert Kahlen Hügel sein«, sagte Min Teng zu seinen Begleitern. »Angeblich gibt es hier böse Geister und Dämonen, die nachts ihr Unwesen treiben.«

Yu Lin verzog den Mund. »Ein bißchen unheimlich ist diese Gegend schon. Nachts würde ich hier nicht gern allein sein.«

Tschuang Tse lachte. »Es gibt keine bösen Geister, weder hier noch anderswo. Dämonen befinden sich nur im Inneren gewisser Menschen.«

Yu Lin setzte zu einer Erwiderung an, als drei wenig vertrauenerweckende, mit Schwertern bewaffnete Reiter plötzlich hinter einem Hügel hervorkamen und sich ihnen in den Weg stellten. Die Flüchtlinge hielten ihre Pferde in einem Abstand von zehn Schritten vor ihnen an.

»Was wollt ihr von uns?« rief Min Teng ihnen entgegen und legte die Hand auf den Griff seines Schwertes.

»Warum so unfreundlich?« entgegnete der Anführer der Männer, ein hinterlistig wirkender Mann um die vierzig, dessen Stirn von einer langen Narbe gezeichnet war. »Wir möchten euch nur um einen kleinen Gefallen bitten.«

»Der da wäre?«

Der Wortführer grinste und entblößte ein Gebiß, dem mehrere Zähne fehlten. »Bitte steigt von euren Pferden, denn wir hätten sie gern. Dafür werden wir euch euer Leben lassen. Ich finde, dies ist ein gutes Angebot, das ihr sicherlich nicht ausschlagen werdet.«

»Und wenn wir es trotzdem ausschlagen?« fragte Tschuang Tse.

»Dann werden wir euch leider töten müssen«, erwiderte der Anführer der Wegelagerer mit einer übertriebenen Geste des Bedauerns.

»Warum habt ihr es nicht längst getan? Ihr wirkt nicht so, als würdet ihr das Leben anderer Menschen achten! Euer Zögern hat also einen anderen Grund.«

Die Worte Tschuang Tses schienen den Anführer zu

verwirren, denn er suchte die Blicke der anderen beiden Männer.

»Du redest Unsinn, alter Mann!« rief er.

»Wo bleibt deine Höflichkeit?« versetzte Tschuang Tse. »Was du Unsinn nennst, ist nichts weiter als die Wahrnehmung eurer Furcht.«

Der Anführer lachte spöttisch auf. »Furcht? Wovor sollten wir uns fürchten? Vor einem unbewaffneten Alten, einer wehrlosen Frau und einem jungen Mann, der ein Schwert hat – was nicht heißt, daß er damit auch umgehen kann.«

»Er kann damit besser umgehen als jeder von euch«, entgegnete Yu Lin und zog mit einer schnellen Bewegung einen Dolch unter ihrer Bluse hervor. »Und ich kann hiermit gut umgehen. Mein Vater hat mir beigebracht, diesen Dolch gezielt zu werfen, um mich gegen Schurken wie euch verteidigen zu können. Er war sehr zufrieden mit dem Ergebnis seines Unterrichts.«

»Wenn ihr uns angreift, wird nicht nur unser, sondern auch euer Blut fließen. Mindestens zwei von euch werden ihr Leben verlieren«, stellte Min Teng fest. »Davor habt ihr Angst, sonst würdet ihr nicht versuchen, uns Angst einzujagen!«

»Und deshalb möchten wir euch nun um einen kleinen Gefallen bitten«, ergänzte Tschuang Tse. »Bitte macht den Weg frei!«

Die Wegelagerer flüsterten aufgeregt miteinander, wobei es schien, daß sie die Lage der Dinge unterschiedlich beurteilten, sich aber schließlich der Entscheidung ihres Anführers fügten, der sich an Min Teng wandte: »Gib mir die Armbrust in deiner Satteltasche, und wir lassen euch unbehelligt ziehen!«

»Wenn ihr es in eurer Güte gestattet«, erwiderte Min Teng, »würde ich sie gern behalten.«

»Ihr laßt uns unser Leben, und wir lassen euch eures«, schlug Tschuang Tse vor. »Ich finde, dies ist ein gutes Angebot, das ihr sicherlich nicht ausschlagen werdet.«

Der Anführer konnte nur mühsam seine Wut verbergen, und der jüngere seiner beiden Begleiter wirkte so, als würde er sich am liebsten mit erhobenem Schwert auf die Reisenden stürzen. Doch die Wegelagerer beherrschten ihre Gefühle und gaben ihren Pferden die Fersen, ohne die Flüchtlinge eines weiteren Wortes zu würdigen.

»Warum hast du deine Armbrust nicht aus der Satteltasche gezogen, als die Schurken hinter dem Hügel hervorkamen?« wandte sich Yu Lin an Min Teng.

»Ich habe kurz mit dem Gedanken gespielt, aber ich hätte nicht genug Zeit gehabt, die Armbrust zu spannen und einen Pfeil einzulegen. Außerdem hätte ein solcher Versuch die Schurken zu einem überstürzten Angriff bewegen können, und dazu wollte ich sie auf keinen Fall ermutigen.«

Yu Lin ließ den Dolch wieder unter ihrer Bluse verschwinden.

»Kannst du damit wirklich so gut umgehen, wie du behauptet hast?« fragte Min Teng.

»Gut genug, um mich besser nicht dazu zu zwingen. Glaubt ihr, daß sie uns verfolgen werden?«

Tschuang Tse sah den Wegelagerern nach, die eine lange Staubwolke hinter sich erzeugt hatten, und schüttelte den Kopf: »Selbst wütende Jäger verzichten auf die Erlegung der Beute, wenn sie ihnen gefährlich werden kann.«

DER MANN DES WASSERS UND DER ZIKADENFÄNGER

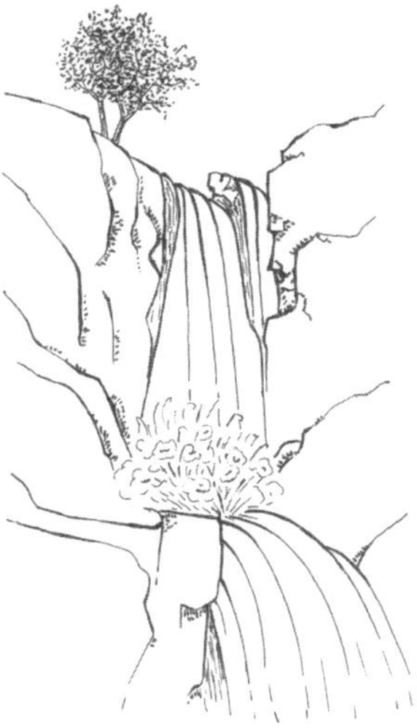

Als die Flüchtlinge das Gebiet der Hundert Kahlen Hügel schon weit hinter sich zurückgelassen hatten und eine freundlichere Landschaft durchquerten, sahen sie zu ihrer Überraschung linker Hand einen Wasserfall, der von einer turmhohen Felskante in die Tiefe stürzte und weiß im Sonnenlicht aufschäumte.

Sie verließen den Weg und ritten querfeldein, um das unverhoffte Naturschauspiel aus der Nähe zu betrachten. Als sie den Wasserfall fast erreicht hatten, sahen sie einen Mann, der mit den Wassermassen in die Tiefe stürzte.

»Vielleicht kann ich ihn noch retten!« rief Min Teng, sprang von seinem Pferd und rannte auf das Flußufer zu. Yu Lin tat es ihm nach und lief ihm hinterher. Auch Tschuang Tse stieg ab, aber ohne die geringste Eile. Er band die Pferde an einen Baumstamm und folgte seinen Begleitern an das Ufer des Flusses. Als er es erreichte, stieg der Mann aus dem Wasser und sang dabei ein heiteres Lied.

Min Teng, der seine Verwirrung nicht verbergen konnte, sprach ihn an: »Dieser Wasserfall stürzt so tief herab, daß selbst Fische davor zurückschrecken, sich in seinen Sog ziehen zu lassen. Wie kommt es, daß du keine Furcht hast, in die Tiefe gezogen zu werden? Und wie kommt es, daß du unversehrt aus den wilden Wassermassen auftauchst und vor Heiterkeit nur so strahlst? Hast du ein Geheimnis, das es dir ermöglicht?«

Der junge Mann lächelte und sprach: »Nein, ich habe kein Geheimnis. Ich liebe einfach nur das Wasser und seine wilde, ungestüme Kraft, die mir nichts antut, weil sie meine Liebe zu ihr spürt. Mit dem saugenden Strom zusammen lasse ich mich treiben und in die Tiefe reißen, mit dem aufschäumenden Wasser zusammen komme ich wieder an die Oberfläche. Nichts macht mir größere Freude in meinem Leben. Ich folge dem Sinn des Wassers, werde eins mit seinem Wesen und tue nichts aus eigenem Antrieb. Deshalb kann mir nichts geschehen. Anfangs war es Gewohnheit, dann wurde es mir zur Natur – und ist nun mein Schicksal.«

»Kannst du mir deine Worte näher erklären?« bat Min Teng.

»Ich wurde am Ufer dieses Flusses geboren und fühle mich hier zu Hause: Das ist die Gewohnheit. Schon als Kind war das Schwimmen und Tauchen mein größtes Vergnügen. Ich wuchs mit dem Wasser auf und fühle mich im Wasser wohl: Das ist meine Natur. Ohne zu wissen, warum ich mich der Gewalt des Wasserfalls anvertraue, gebe ich mich ihr hin: Das ist mein Schicksal.«

Nach dieser Erklärung verabschiedete sich der junge Mann und schickte sich an, den schroffen Felsen zu besteigen, von dem der Wasserfall stürzte, um sich erneut von ihm in die Tiefe mitreißen zu lassen.

Während die drei Reisenden zu ihren Pferden zurückgingen, sagte Yu Lin: »Habt ihr das freudige Strahlen in seinen Augen gesehen? Er gibt sich dem Wasserfall hin wie ein verliebter Mann seiner Frau.«

»Und ich dachte, er wollte sich dem Tod hingeben«, murmelte Min Teng.

»Er erinnert mich an einen Fährmann, mit dem ich vor vielen Jahren über die Stromschnellen von Tschang Schen fuhr«, sagte Tschuang Tse. »Er lenkte sein Boot so sicher und geschickt, als sei er ein Geist, und ich fragte ihn, ob man eine solche Meisterschaft in der Beherrschung eines Bootes erlernen könne. Er bejahte und erklärte mir: Die Haltung dessen, der ein Boot sicher durch wildes Wasser steuern kann, ist so geartet, als wollte er es dem Sinken preisgeben. Er rudert, als gäbe es kein Boot, und vergißt völlig das Wasser um ihn herum. Er sieht die

Stromschnelle so an, als wäre sie festes Land, und betrachtet das Kentern wie das Festfahren eines Wagens. Wer so fest über den Dingen steht, welches Ufer sollte er nicht unversehrt erreichen? Ein Mann, der um Tonscherben spielt, wird gut spielen. Wenn er eine Jadefigur einsetzt, wird er unruhig sein und schlechter spielen. Und wenn sein Einsatz eine Goldmünze ist, wird er ängstlich und verwirrt sein und das Spiel verlieren. Sein Geschick ist in allen drei Fällen das gleiche, aber sein Gemüt wird vom Wert seines Einsatzes beeinflußt. Wer dem Äußeren Gewicht gibt, wird im Inneren hilflos.«

Als die Flüchtlinge die Pferde losbanden, um ihre Reise fortzusetzen, wurde Min Teng mit einem Schlag bewußt, daß alle Worte Tschuang Tses auf den Boden seiner Seele fielen wie Saatkörner, deren Bedeutung er erst mit der Zeit erkennen würde. Nachdem Tschuang Tse sein falsches Selbstbild, sein altes Ich zerstört hatte, war es Min Teng so vorgekommen, als sei in ihm nichts geblieben als Leere. Nun erkannte er, daß es eine fruchtbare Leere war, die sich nach und nach mit Sinn füllen würde, und daß es am besten sein würde, möglichst geduldig und gelassen darauf zu warten.

Nachdem sie eine gute Wegstrecke zurückgelegt hatten, ritten die Reisenden durch einen kleinen Wald und erblickten, als sie wieder daraus hervorkamen, einen reglos stehenden, buckligen Mann, der Zikaden mit einer in Leim getauchten Rute aus der Luft fing, als würde er sie wie Früchte von den Bäumen pflücken. Sie hielten ihre Pferde an und betrachteten den geschickten Fänger eine

Weile, bevor Yu Lin ihn begrüßte und fragte: »Beruht deine Geschicklichkeit auf dem Besitz eines geheimen Wissens?«

Der Bucklige antwortete: »Ja, ich besitze ein Geheimnis, und es heißt beharrliche Übung. Drei Monate lang habe ich immer wieder ein rundes Erdkügelchen auf die Rute gelegt und sie mit ausgestrecktem Arm gehalten. Als es nicht mehr herunterfiel, verfehlte ich von den Zikaden nur noch wenige. Dann legte ich drei Kügelchen auf. Als sie nach drei weiteren Monaten nicht mehr herunterfielen, verfehlte ich unter zehn Zikaden höchstens noch eine. Dann legte ich fünf Kügelchen auf die Rute, und seit die nicht mehr herunterfallen, kann ich die Zikaden nur so abpflücken. Ich lasse meinen Körper unbeweglich wie einen Baumstumpf werden und halte meinen Arm ausgestreckt wie einen dürren Ast. Von all den unzähligen Dingen zwischen Himmel und Erde kenne ich nur noch die Flügel der Zikaden. Davon weiche ich nicht das geringste Stück ab und tausche die Flügel der Zikaden gegen keinen Schatz der Welt.«

Nachdem die Reisenden eine Weile schweigend weitergeritten waren, sagte Tschuang Tse: »Wer seinen Willen wie der Zikadenfänger ohne Zerteilung und Ablenkung gebraucht, dem verdichtet er sich zu einer geistigen Macht. So bringt man vieles fertig!«

»Ist der Bucklige ein Mensch des Tao?« fragte Min Teng.

Tschuang Tse lachte. »Das Tao läßt sich nicht mit einer klebrigen Rute fangen! Wenn es genügen würde, seine ganze Willenskraft zu sammeln und gezielt einzusetzen, um den Weg ins Tao zu finden, gäbe es viele Menschen des Tao, denn viele Menschen haben einen starken Willen. Doch das Tao öffnet sich nicht den Willensstarken, sondern den Sehnsüchtigen. Es öffnet sich nicht den Berechnenden, sondern den Absichtslosen.«

»Ist der Mann, der sich mit dem Wasserfall immer wieder in die Tiefe reißen läßt, ein Mann des Tao?« wandte sich Yu Lin an Tschuang Tse.

»Er ist ein Mann des Wassers; er kennt es so gut, als wäre er ein Fisch. Aber er ist kein Mann des Tao, denn sein Handeln ist zielgerichtet. Er läßt sich nur deshalb immer aufs neue mit dem Wasser in die Tiefe fallen, weil er große Freude daran hat – wie der Zikadenfänger sich freut, wenn ihm die Zikaden auf den Leim gehen. Beide gleichen einander, weil sie etwas tun, um etwas anderes damit zu erreichen. Der Mensch des Tao aber will nichts erreichen, er unterstellt sein Tun keinem bestimmten Zweck. Er handelt absichtslos, und deshalb erreicht er das Höchste. Er berechnet nichts, und deshalb erlangt er das Wertvollste. Er geht ziellos, und deshalb ist er auf dem besten Weg.«

VIERTER TEIL

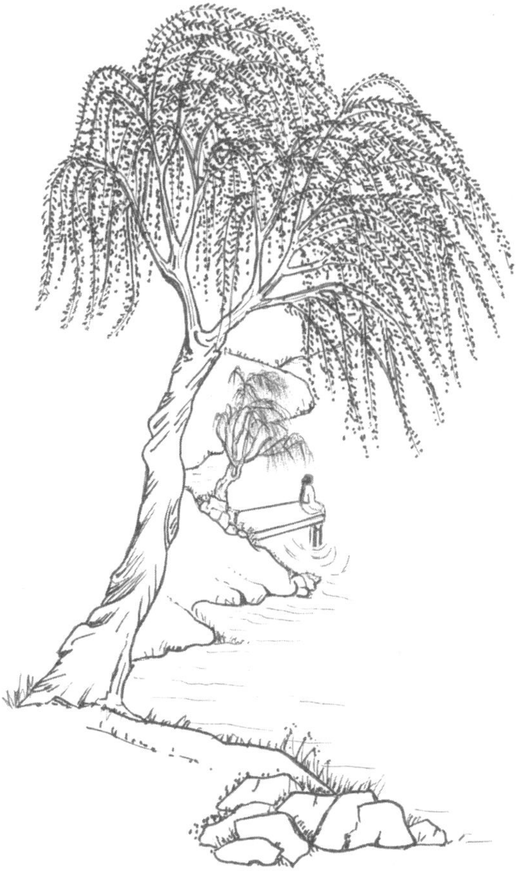

DIE BOTSCHAFT DES WASSERS

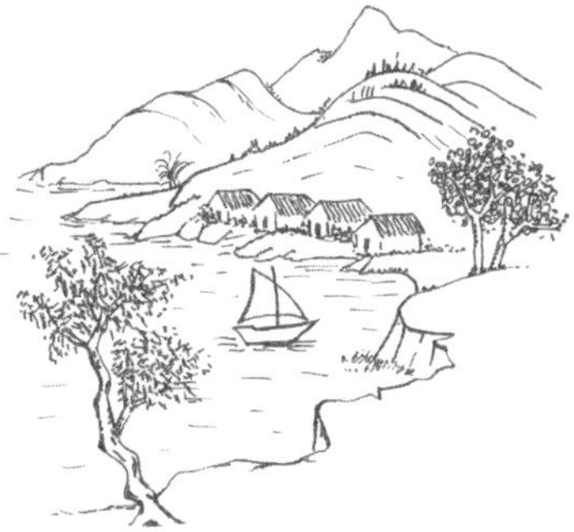

Da die Flüchtlinge zügig und ohne neuerliche Unterbrechung weitergeritten waren, erreichten sie im letzten Licht des Tages die Stadt Mang Wu, deren Häuser sich in mehreren Reihen um das Ufer eines großen ovalen Sees scharten.

»Die Menschen lieben es, sich am Wasser anzusiedeln«, sagte Tschuang Tse, als sie sich den ersten Häusern der Stadt näherten. »Sie trinken es, waschen sich damit, baden darin und beuten seinen Fischreichtum aus. Sie berühren es Tag für Tag, aber sie verstehen seine Botschaft nicht.«

»Welche Botschaft verkündet das Wasser?«

»Hast du dich das noch nie selbst gefragt?«

Min Teng, verwirrt durch die unverhoffte Gegenfrage, begann darüber nachzudenken, welche Botschaft das Wasser wohl senden mochte, doch bevor er ein nennenswertes Ergebnis erzielte, wandte sich Yu Lin an Tschuang Tse: »Spielst du auf die Stelle im Buch des Lao Tse an, wo er schreibt, daß es auf der ganzen Welt nichts Weicheres und Schwächeres als das Wasser gebe, doch in der Art, wie es dem Harten zusetzt, ihm nichts gleichkomme; und daß fast jeder wisse, daß Schwaches das Starke überwältige und Weiches das Harte besiege, doch kaum jemand danach zu handeln vermöge?«

Tschuang Tse lächelte. »Bei dir ist dieses Buch in guten Händen, weil du es im Herzen trägst. Kennt ihr die Geschichte vom steten Tropfen und dem Stein?«

Yu Lin und Min Teng verneinten, und während sie ihre Pferde zum Ufer des Sees lenkten, erzählte Tschuang Tse: »Als der stete Tropfen zum ersten Mal auf den Stein fiel, lachte der Stein und spottete: ›Du bist wohl größenwahnsinnig! Willst du dich sinnlos an mir vergeuden?‹ Der stete Tropfen schwieg. Nach fünf Jahren war dem Stein das Lachen vergangen, und er mußte dem steten Tropfen zugestehen: ›Eins muß ich dir lassen – du bist zwar weich, aber hartnäckig.‹ Nach zehn Jahren bekannte der Stein: ›Ich habe dich unterschätzt.‹ Und nach hundert Jahren mußte er eingestehen: ›Du hast eine Mulde in mich hineingetropft. Wieso kann etwas so Weiches wie du etwas so Hartes wie mich verformen?‹ Der stete Tropfen antwortete: ›Weil Nachgiebigkeit und Beständigkeit auf lange Sicht stärker sind als Härte und Starre.‹ Darauf fiel der Stein in ein langes Schweigen.«

Yu Lin beeindruckte aufs neue die Mühelosigkeit, mit der Tschuang Tse tiefe Einsichten zu Worten formte, als würde er über Alltäglichkeiten reden. Doch nicht nur seine Worte, auch seine Gesten und Bewegungen, sein Mienenspiel, sein Lächeln, seine Blicke – eigentlich alles an ihm war von einer erstaunlichen Leichtigkeit erfüllt, die aus seiner Seele zu strömen schien. Yu Lin fragte sich, wie sie sich fühlen würde, wenn sie in Tschuang Tses Haut steckte, wenn sie über seine Weisheit, Gelassenheit und innere Heiterkeit verfügte, die ihn immer auf den richtigen Weg zu führen schienen, als würde er niemals Irrtümern unterliegen, keine düsteren Tage kennen, keine Zweifel haben. Er mußte sich fühlen wie ein Adler im Gleitflug, der aus großer Höhe auf die Welt hinabsah, sich von den Winden durch den Himmel tragen ließ und seinen Flug genoß. Nichts von dem Verdrießlichen, Sauren, Verzagten, das die Lebenserfahrung den meisten Menschen in seinem Alter eingebleut hatte, ging von ihm aus, nichts davon hatte sich in seinem Gemüt festgesetzt, als habe der Zahn der Zeit bei ihm auf Stein gebissen. In sein Gesicht hatten sich nur wenige Falten eingegraben. Er sah aus wie ein Mittvierziger und hatte die Ausstrahlung eines noch jüngeren Mannes, der Freude an seinem Leben verspürte und mit offenen Sinnen durch seine Tage spazierte. Dabei ging Tschuang Tse bereits, wie Yu Lin von Kun Liang wußte, auf die Sechzig zu. Hatte er sich soviel Jugendlichkeit bewahrt, weil ihm als junger Mann das Tao geschenkt worden war? Verminderte das Aufgehen eines Menschen im Tao womöglich gewisse Alterserscheinungen des Körpers und des Gemüts?

Ihre Haltung zu Min Teng konnte Yu Lin nur schwer bestimmen. Sie verachtete Soldaten, weil deren Beruf das Töten anderer Menschen war. Aber offensichtlich hatte Min Teng noch niemanden getötet und den Befehl nicht ausgeführt, Tschuang Tse zu ermorden, womit er sich selbst auf die Todesliste von Prinz Yan gesetzt hatte. Zu einer so folgenschweren Befehlsverweigerung gehörten viel Mut und ein starkes Gewissen, und Yu Lin mochte mutige, gewissensstarke Menschen. Mit seinem hochgewachsenen, gut ausgebildeten Körper sah Min Teng wie ein Mann aus, in dessen Nähe sich eine Frau beschützt fühlen konnte. Er wirkte zwar hart und kühl, doch hinter der Fassade seiner Haltung hatte Yu Lin einige Male eine Weichheit und eine Wärme gespürt, die sie überrascht und berührt hatten. Wahrscheinlich war er es durch den Soldatenberuf gewöhnt, seine Gefühle zu verbergen. Doch nun war er kein Soldat mehr, auch wenn er noch sein Schwert und seinen Dolch trug.

Min Teng blickte Yu Lin, die neben ihm ritt, unvermittelt an, als hätte er ihre Gedanken gespürt, und wieder war er es, der sich der Begegnung ihrer Blicke nach kurzer Zeit entzog. Warum hielt er ihren Blicken nicht stand? Befürchtete er, daß sie etwas in ihm entdecken könnte, was er versteckt halten wollte? Obwohl noch manche Fragen, die sie sich zu Min Teng stellte, unbeantwortet waren, spürte sie, daß sie ihm vertrauen konnte.

Als er sie erneut anblickte, mußte sie unwillkürlich lächeln. Er wirkte zunächst überrascht, erwiderte dann aber ihr Lächeln. Sie hatte ihn noch nie lächeln sehen. Es war das erste Mal, daß er nicht vor ihrem Blick flüchtete. Und sie sah die Wärme und Weichheit, die sie in seiner Seele gespürt hatte, zum ersten Mal auch in seinen Augen. Unwillkürlich mußte sie an Lao Tses Worte denken, daß Weiches das Harte besiegt.

Min Teng fühlte sich von Yu Lins unverhofftem Lächeln reich beschenkt und spürte voller Freude, wie es auf den Grund seiner Seele sank: ein wahres Gefühl, eine gefühlte Wahrheit, die er nie verlieren würde. Wie die ersten Strahlen der Morgensonne fiel Yu Lins Lächeln in die in Dunkelheit getauchte Landschaft seines neuen Lebens.

»Ich habe über deinen Traum nachgedacht, der dir wie eine Warnung vor der Liebe erschien«, sagte er. »Bislang haben sich alle deine Wahrträume auf das Schicksal anderer Menschen bezogen, doch dieser Traum galt erstmals dir selbst. Du sagtest, alles darin sei wie in dichten Nebel gehüllt gewesen. Hattest du zuvor schon einmal einen Wahrtraum, in dem du keine klare Sicht auf die Geschehnisse hattest?«

»Nein, es war das erste Mal so. Sonst habe ich immer alles ganz klar und deutlich gesehen.«

»Dann gab es zwei erste Male in diesem Traum, der deshalb vielleicht gar keine Reise deiner Seele in die Zukunft, sondern ein ganz gewöhnlicher Traum war«, erwog Min Teng.

»Aber ich kann mich so genau an ihn erinnern, wie sonst nur an meine Wahrträume. Dennoch stimmen deine Worte mich nachdenklich. Vielleicht hatte ich damals wirklich nur einen gewöhnlichen Traum, den ich mir nicht zu Herzen nehmen sollte. Doch in der letzten Nacht habe ich in die Zukunft gesehen, dessen bin ich mir ganz sicher.«

»In wessen Zukunft?« fragte Min Teng.

»In die Zukunft der Länder, die seit so vielen Jahren Krieg miteinander führen.«

»Seht!« rief Tschuang Tse, drehte sich zu seinen Mitreisenden um und wies auf ein rotbraun gestrichenes, stattliches Haus. »Dort ist unsere Herberge für die Nacht.«

DER FISCH IN DER PFÜTZE

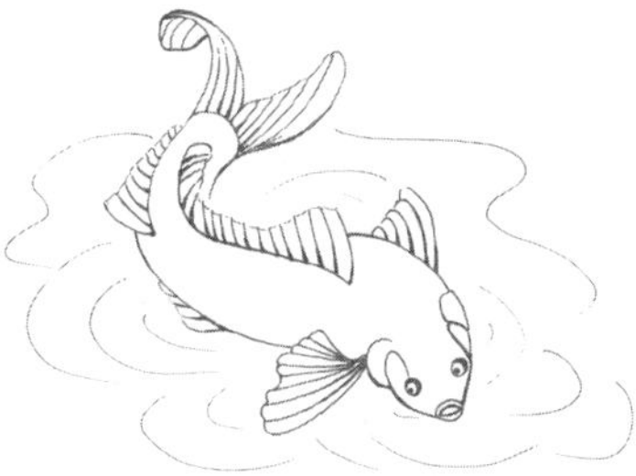

Das Gasthaus »Goldener Drache« lag unweit der Hauptstraße, die in die Stadt führte, am Ufer des Sees, auf dem noch einige Fischer in ihren Booten auf späten Fang hofften.

Der Gastwirt Mo Tschen, ein mittelgroßer Mann um die Vierzig, dessen Haare vorzeitig weiß geworden waren, begrüßte die Ankömmlinge mit unverbindlicher Höflichkeit, die sich in aufrichtige Freundlichkeit verwandelte, nachdem er Kun Liangs Brief gelesen hatte.

»Es ist mir eine Ehre und eine große Freude, euch kennenzulernen«, erklärte er und bat Tschuang Tse und seine Begleiter, ihm ins Haus zu folgen und sich von den Anstrengungen des Tages zu erholen. Er führte sie in ein längliches Zimmer mit mehreren Tischen, das offensichtlich für die Einnahme von Mahlzeiten vorgesehen war.

»Hast du heute keine Gäste?« fragte Tschuang Tse.

»Doch, zur Zeit sind vier der sechs Zimmer belegt. Unsere Gäste haben schon zu Abend gegessen. Meine Frau hat heute mehr Speisen vorbereitet, als nötig gewesen wäre, da zwei Gäste kurzentschlossen am Nachmittag abgereist sind. So ist einiges übriggeblieben, das ich jetzt aufwärmen werde. Das hat zwei Vorteile für euch: Zum einen wird das Essen schnell auf dem Tisch stehen; zum anderen wird es besser schmecken, als wenn ich es zubereiten würde, denn die Kochkünste meiner Frau sind weitaus besser als meine. Macht es euch bequem! Ich komme gleich mit einem großen Tablett voller Köstlichkeiten zurück. Und während ihr euch daran gütlich tut, werde ich die beiden freien Gästezimmer für euch herrichten und mich um eure Pferde kümmern.«

Bald darauf kehrte Mo Tschen ins Speisezimmer zurück, entzündete vier Laternen und tischte seinen Gästen Reis, Fisch, Gemüse, Nüsse, Früchte, Wasser und Wein auf. »Eigentlich müßte ich euch einen guten Appetit wünschen, aber ich sehe euch an, daß ihr ihn bereits habt«, bemerkte er mit einem Augenzwinkern, bevor er sich wieder zurückzog.

Nachdem die Flüchtlinge eine Weile schweigend gegessen hatten, fiel Yu Lins Blick auf Tschuang Tse, der sich die Speisen mit sichtlichem Genuß schmecken ließ und dabei ganz im Augenblick aufging. Während sie ihn betrachtete, erinnerte sie sich an eins der Gespräche, die sie mit Kun Liang über Tschuang Tse und das Tao geführt hatte. Auf ihre Frage, woran man einen Menschen des Tao erkennen könne, hatte der Heilkundige geantwortet: »Wo immer ein Mensch des Tao sich aufhält, ob in der Heimat oder in der Ferne, er denkt nicht an die Zukunft. Auch wenn er sich nicht sonderlich darum bemüht, wird er mit allem Hab und Gut versorgt, das er braucht. Und obwohl er nicht weiß, wie die Sachen zu ihm kommen, so hat er doch immer zu essen und zu trinken.«

Schon nach ihrem ersten Gespräch mit Kun Liang über Tschuang Tse hatte sie sich gewünscht, diesem Weisen einmal zu begegnen, um ihm Fragen zu stellen, die sie beschäftigten. Fragen über die Liebe und das Glück, Fragen über das Tao, über die Vergänglichkeit und die Beschaffenheit der menschlichen Seele. Und nun saß sie mit ihm an einem Tisch und wagte nicht, ihn in seinem andächtigen Genuß der Speisen zu stören.

Nachdem Tschuang Tse von dem Fisch gekostet hatte, erzählte er unvermittelt: »In der letzten Nacht hatte ich einen Traum, in dem ich großen Hunger, aber nichts zu essen hatte – und leider auch kein Geld. Also ging ich mit knurrendem Magen zu dem Aufseher des Flusses und bat ihn darum, mir Getreide zu leihen. Er sagte mir, daß er in einigen Tagen Steuern einnehmen und mir dann Geld borgen werde, von dem ich mir Getreide kaufen könne. Daraufhin erzählte ich dem Aufseher, daß auf meinem Weg zu ihm jemand meinen Namen gerufen hatte. Überrascht hatte ich zur Seite geblickt und einen Fisch gesehen, der in einer flachen Pfütze am Wegesrand zappelte. Ich fragte den Fisch, was er in dieser Pfütze mache. Er wußte nicht, wie er in seine mißliche Lage gekommen war, und bat mich um einen Eimer Wasser, um ihn am Leben zu erhalten. Ich antwortete ihm, daß ich noch wichtige Besorgungen zu erledigen hätte, die einige Tage in Anspruch nehmen würden, aber danach Wasser aus dem Fluß schöpfen und es ihm bringen werde. Der Fisch erwiderte, daß ich dann nicht mehr zu der Pfütze zurückzukehren bräuchte, in der er zappelte, sondern ihn in dem nächstliegenden Geschäft finden werde, wo es getrockneten Fisch zu kaufen gibt.«

»So endete dein Traum?« fragte Yu Lin.

»Ja. Ich glaube, der Aufseher des Flusses hatte verstanden, was ich ihm sagen wollte, aber ich weiß nicht, ob er mir Weizen geliehen hat.«

»Offensichtlich wirfst du die Saat des Tao auch in deinen Träumen aus!« stellte Min Teng fest.

Tschuang Tse schmunzelte und führte ein weiteres Stück Fisch zu seinem Mund.

Ein leises Gespräch

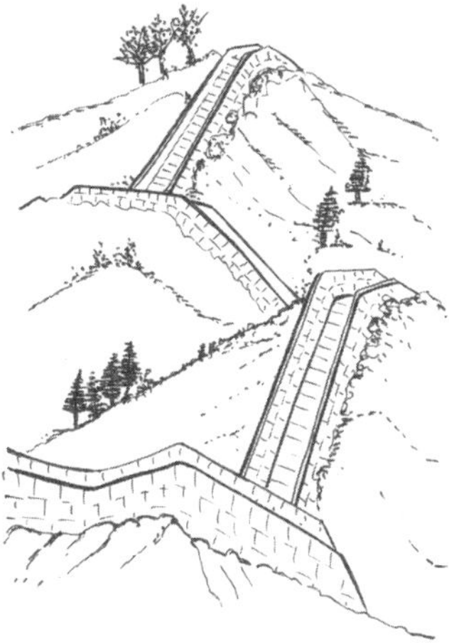

»Yu Lin hatte auch einen Traum in der letzten Nacht«, sagte Min Teng. »Einen Wahrtraum, in dem sie in die Zukunft geblickt hat. Sie hat es kurz erwähnt, als wir Mo Tschens Gasthaus suchten.«

Tschuang Tse warf der jungen Frau einen überraschten Blick zu. »Magst du uns davon erzählen?«

Yu Lin senkte den Blick, als würde sie über Tschuang Tses Bitte nachdenken. Schließlich antwortete sie: »Seit fast zweihundert Jahren führen alle Länder unter dem Himmel erbitterte Kriege gegeneinander, und viele Menschen glauben, daß sie niemals enden werden. In meinem Wahrtraum der letzten Nacht sah ich, daß der

Tag kommen wird, an dem diese Kriege beendet und alle kriegsführenden Reiche geeint sein werden unter der Führung eines mächtigen Herrschers. Doch obwohl damit eine Zeit des Friedens beginnt, wird es unendlich viel Leid und Elend geben, denn der neue Herrscher, der sich Erster Erhabener Gottkaiser nennen wird, hat ein Herz aus Stein.«

»Was hast du gesehen?« fragte Tschuang Tse.

»Vieles, das mein Herz schwer gemacht hat. Eigentlich habe ich es nicht gesehen, sondern gehört. In meinem Wahrtraum hörte ich zwei Männer miteinander sprechen, und ich berichte nur, was sie sagten. Der Kaiser wird zwar die Kriege der untereinander verfeindeten Reiche beenden und Frieden schaffen, aber er ist kein friedliebender Mensch, sondern ein Dämon in Menschengestalt. Nur durch seine unmenschliche Grausamkeit und die Überlegenheit seiner Armeen gelingt es ihm, die Reiche zu vereinen.«

»Woher stammt dieser Kaiser?«

»Aus dem Reich der Tjin. Sein Name ist Ying Tscheng«, erwiderte Yu Lin auf Min Tengs Frage.

Tschuang Tse warf ihr einen überraschten Blick zu. »Tjin ist weder das größte noch das reichste Land der streitenden Reiche.«

»Und doch wird Tjin den jahrhundertelangen Krieg gewinnen, weil es über die wirksamste Machtordnung verfügt«, sprach Yu Lin weiter. »Wenn König Ying Tscheng sich zum Ersten Erhabenen Gottkaiser krönen läßt, ändert er seinen Namen und nennt sich Tjin Schi

Huangdi. Um die Vorgänge im Reich zu ordnen, führt er viele neue, strenge Gesetze und Vorschriften ein, die letztlich nur ein Ziel haben: seine vollständige Macht über das Land zu festigen. So darf niemand außer seinen Soldaten im neuen Großreich noch Waffen tragen. Verstöße gegen die Gesetze werden mit dem Abhacken einzelner Körperteile oder dem Tod bestraft.«

Während Yu Lin mit leiser Stimme sprach, hielt sie die Augen geschlossen. Ihr Mienenspiel deutete darauf hin, daß die Dinge, über die sie sprach, ihr Herz bewegten.

»Tjin Schi Huangdi führt neue, im ganzen Großreich geltende Münzen ein, mit einem Loch in der Mitte, damit man sie auf Schnüre aufziehen kann. Er verordnet, daß die Schriftzeichen des Reiches Tjin von allen Bewohnern des neuen Reiches benutzt werden, wodurch der weitaus größte Teil der alten Schriftzeichen verlorengeht. Schon zu Anfang seiner Herrschaft läßt er verurteilte Verbrecher ein gewaltiges Grabmal errichten, in dem er nach seinem Tod ruhen will, bewacht von Tausenden, in unterirdischen Gängen stehenden Tonsoldaten. Und er läßt eine große Grenzmauer bauen, die das Reich vor Feinden aus dem Norden schützen soll, eine gewaltige Mauer, die so lang ist, daß ein Wanderer über ein halbes Jahr braucht, um von ihrem Anfang bis zu ihrem Ende zu gelangen. Um für den Mauerbau über genug Arbeiter zu verfügen, erläßt der Kaiser ein Gesetz, das ihm ermöglicht, alle männlichen Bauern im Alter zwischen siebzehn und sechzig für einen Monat im Jahr zur Zwangsarbeit zu verpflichten. Doch dies reicht ihm nicht, weil bei den beschwerlichen Bauarbeiten viele Bauern an Unterernährung, Überlastung und Krankheit sterben. Deshalb zwingen seine Soldaten und Beamten überall im Reich unschuldige Männer wegen angeblicher Vergehen zum Bau an der langen Mauer, was dazu führt, daß in vielen Gebieten bald nur noch Frauen und Kinder leben und die Wirtschaft durch ausbleibenden Handel fast zum Erliegen kommt.«

Yu Lins Hände begannen, leicht zu zittern. Sie atmete tief durch und stöhnte, wobei sie nach wie vor ihre Augen geschlossen hielt.

»Wer waren die beiden Männer in deinem Wahrtraum, deren Gespräch du gehört hast?« fragte Min Teng.

»Zwei kranke, ausgemergelte Männer, denen bewußt war, daß sie nicht mehr lange leben würden.« Yu Lin seufzte, während ihr Tränen über die Wangen liefen. »Es war eine kalte Nacht, doch sie trugen nur Fetzen und hatten keine Schlafdecken. Sie lagen, vor Kälte zitternd, in einer sehr langen Reihe von Zwangsarbeitern, die von Soldaten bewacht wurde, und flüsterten miteinander, während die anderen schliefen, immer mit der Furcht, daß ihr Flüstern gehört werden könnte. Wie ein Geist stand ich hinter ihren Köpfen und hörte jedes Wort ihrer leisen Unterhaltung. Es waren gebildete und feinsinnige Männer, keine einfachen Bauern, das merkte ich an der Art, wie sie miteinander sprachen. Dem einen waren von Beamten des Kaisers Worte vorgeworfen worden, die er nie gesagt hatte, dem anderen ein Diebstahl, den er nie begangen hatte. So hatte man sie zur Zwangsarbeit genötigt und von ihren Familien getrennt. Sie klagten über ihr Schicksal und erzählten einander von ihren geliebten Frauen und Kindern, doch sie hatten die Hoffnung verloren, sie jemals wiederzusehen. Wer bei dem Bau der Mauer zu langsam arbeitete, wurde mit Stockschlägen bestraft, und wer bei der Arbeit vor Erschöpfung zusammenbrach, wurde so lange geprügelt, bis er entweder aufstand und weiterarbeitete oder starb. Als ich meinen Blick hob, sah ich im Licht des Mondes die gewaltigen Ausmaße der großen Mauer, für deren Bau die Zwangsarbeiter ihr Leben opfern mußten. Ich wurde von Mitgefühl überwältigt, kniete mich auf den Boden und strich den beiden armen Männern zärtlich über die Köpfe, doch sie spürten es nicht.«

Yu Lin wischte sich mit den Händen die Tränen aus dem Gesicht.

»Die beiden Männer«, setzte sie nach einer Weile ihre Erzählung fort, »sprachen auch von einer vom Kaiser angeordneten, großen Bücherverbrennung, bei der alle geschichtlichen Aufzeichnungen, die nicht aus dem Reich Tjin stammten, vernichtet wurden. Auch alle Weisheitsbücher, Lieder und Urkunden wurden verbrannt, und wenn jemand sich ablehnend darüber äußerte, richtete man ihn hin. Wer es wagte, anhand dieser Schriften die herrschende Ordnung in Frage zu stellen, wurde mitsamt seinen Angehörigen zum Tod verurteilt. Allen Menschen, die im Besitz solcher Schriften waren, wurde befohlen, sie innerhalb eines Monats zu verbrennen, wenn sie nicht Gefahr laufen wollten, mit einem Brandmal im Gesicht und Zwangsarbeit bestraft zu werden. Etwa fünfhundert Gelehrte, die sich gemeinsam gegen die große Bücherverbrennung wandten, wurden hingerichtet.«

»Daß ein solcher Unmensch eines Tages Herrscher über alle Länder unter dem Himmel wird, ist eine sehr traurige Vorstellung. Doch das ist der Weg der Welt, seit die Menschen aus dem Tao gefallen sind«, sagte Tschuang Tse mit betrübter Miene.

Yu Lins Hände zitterten nicht mehr, doch immer noch hielt sie ihre Augen geschlossen.

»Dieser Kaiser erläßt Gesetze, die das Verhalten der Menschen durch die Androhung von Strafen und Aussicht auf Belohnungen regeln«, sprach sie weiter. »Eins davon befiehlt allen Bauern, in Gruppen von je fünf Familien das Land zu bestellen. Jedes einzelne Gruppenmitglied ist mitverantwortlich für die Taten der anderen und muß die kleinste Abweichung eines Gruppenmitglieds von den Vorschriften und Gesetzen der Obrigkeit anzeigen. Wer einen Abweichler nicht verrät, wird in zwei Teile gehackt. Wer ihn verrät, wird mit Geld und Waren belohnt. So beäugt jeder mißtrauisch und ängstlich den anderen, und alle ihre Herzen werden dadurch vergiftet. Dieses Gesetz sowie die Allgegenwart seiner Soldaten und Beamten sichern die Macht des Kaisers bis in die entlegensten Winkel des Reiches. Über all dies sprachen die beiden armen Männer, bis die Müdigkeit sie überwältigte. Bevor sie einschliefen, sagte der ältere

Mann noch zu dem jüngeren, er fühle, daß er bald sterben werde, doch es hätte ohnehin keinen Sinn, in einer Welt zu leben, die von einem Ungeheuer in Menschengestalt beherrscht wird.«

Yu Lin öffnete die Augen und sah um sich, als wäre sie aus einem Schlaf erwacht.

»Weißt du, wann dieser Mann an die Macht kommen wird?« fragte Min Teng.

»Wir werden es wohl nicht mehr erleben«, sagte sie, »aber ich habe das Gefühl, die Zeit ist nicht mehr allzu fern.« Sie atmete tief durch und wirkte erleichtert, als hätte sie sich von den schrecklichen Eindrücken ihres Wahrtraums dadurch befreit, daß sie darüber gesprochen hatte.

DIE MASSLOSE GLEICHGÜLTIGKEIT DES SCHICKSALS

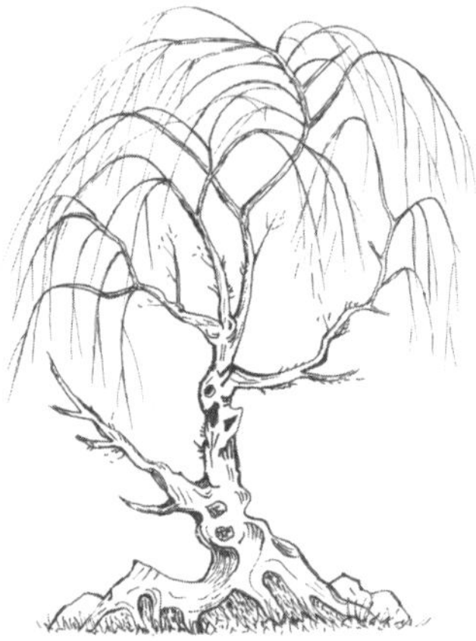

»Hat es euch geschmeckt?« erkundigte sich Mo Tschen, als er sich eine Weile später zu den Flüchtlingen setzte, die inzwischen ihre Mahlzeit beendet hatten.

»Es war vorzüglich«, antwortete Tschuang Tse. »Ich habe lange nicht mehr so gut gegessen. Deine Frau ist wirklich eine hervorragende Köchin.«

Mo Tschen lächelte zufrieden. »Und seid ihr auch satt geworden?«

»Ich könnte kein einziges Reiskorn mehr essen«, sagte Min Teng und legte die Hand auf seinen Bauch, während Tschuang Tse und Yu Lin zustimmend nickten.

»Das freut mich! Sagt mir doch, wie geht es meinem

Schwager Kun Liang? Ich habe ihn schon so lange nicht mehr gesehen! Er schreibt in seinem Brief viel Gutes über euch, aber gar nichts über sich.«

»So ist er immer, er stellt sich zurück zugunsten der anderen. Er ist gesund, aber kommt nur selten zur Ruhe, weil er sich von früh bis spät um die Kranken kümmert«, gab Yu Lin Auskunft. »In den letzten drei Jahren habe ich ihm im Rahmen meiner Möglichkeiten dabei geholfen, wobei er sein großes Heilwissen zum Teil an mich weitergegeben hat.«

»Er hat sich also immer noch keine neue Frau gesucht?«

Yu Lin verneinte. »Selbst wenn er die Zeit gehabt hätte, um eine Frau zu werben, hätte er es nicht getan. Und ich glaube, er wird es auch nicht mehr tun. Deine Schwester ist in seinem Herzen lebendig geblieben, wie seine Liebe zu ihr. Er redet manchmal so von ihr, als würde sie noch leben, obwohl sie schon vor so vielen Jahren gestorben ist. Dein Schwager ist ein guter Mann, dem ich sehr viel zu verdanken habe.«

»Ja, das ist er. Und meine Schwester war eine gute Frau. Die beiden haben niemandem etwas zuleide getan. Sie liebten einander aufrichtig und waren für jeden da, der ihre Hilfe brauchte. Lange Jahre haben sie sich nach einem Kind gesehnt. Und als endlich die Zeit für meine Schwester gekommen war, ihr Kind zu gebären, riß das Schicksal sie und ihren Mann auf die grausamste Weise auseinander. Bis zu diesem Zeitpunkt hatte ich noch geglaubt, daß der Himmel uns Menschen gegenüber, wenn schon nicht Güte, so doch eine gewisse Gerechtigkeit walten läßt. Seit dem Tod meiner Schwester und ihres ungeborenen Kindes habe ich diesen Glauben verloren.«

»Der Himmel ist weder gütig noch gerecht. Für das Schicksal sind alle Menschen nur stroherne Opferhunde«, sagte Tschuang Tse.

»Das sind keine schönen Worte«, bemerkte Mo Tschen.

»Wahre Worte sind selten schön«, erwiderte Tschuang Tse.

Der Gastwirt seufzte. »Ich wollte, ich könnte dir widersprechen. Aber wohin ich auch blicke, sehe ich die maßlose Gleichgültigkeit des Schicksals. Ich habe meine Schwester verloren, meinen Bruder, und meine geliebte Tochter hat es mir auch genommen. Hätte ich nicht meine Frau und meinen Sohn, wäre ich wohl ein trauriger, verbitterter Mann, der nur noch aus Gewohnheit morgens aufsteht, sein Tagwerk verrichtet und sich abends zum Schlafen legt. Leider kann ich euch meine Frau und meinen Sohn nicht vorstellen, da sie heute nachmittag zur Schwester meiner Frau geritten sind, um ihr Gesellschaft zu leisten und bei ihr zu übernachten. Mein Schwager schreibt, daß ihr so schnell wie möglich über die Grenze nach Wei flüchten wollt. Wenn ihr morgen in aller Frühe aufbrecht und zügig reitet, könnt ihr die Grenze noch vor Mitternacht erreichen.«

»Wird es schwierig sein, sie zu überschreiten?« fragte Min Teng.

»Nach Sonnenuntergang wird es leichter sein als im Tageslicht. An bestimmten Stellen wird es leichter sein als an anderen. Die Grenzwächter von Wei werden euch nicht daran hindern, ihr Land zu betreten. Die Soldaten von Sung schießen ihre Pfeile ohne Warnung auf Grenzübergänger, seit Prinz Yan den Versuch der Landesflucht mit der Todesstrafe belegt hat. Auf dem Weg zur Grenze müßt ihr auf der Hut vor Wegelagerern sein, die ihr Unwesen in den Wäldern treiben. Ihre größte Begehrlichkeit gilt zwar den Lieferungen von Nahrungsmitteln und Waffen für die Grenzsoldaten, aber sie lassen keine Gelegenheit verstreichen, sich auch anderweitig zu bereichern. Auch wenn sie vor allem an euren Pferden interessiert sein dürften, werden sie euer Leben nicht verschonen, falls ihr ihnen in dic Hände fallt. Sie leben nicht nur jenseits der Gesetze, sondern jenseits der Menschlichkeit. Den Hauptweg zur Grenze, auf dem die Karren mit Nahrungslieferungen für die Soldaten rollen, solltet ihr auf jeden Fall meiden und Nebenwege benutzen.«

»Wie groß ist die Gefahr, von den Grenzsoldaten von Sung entdeckt zu werden?«

»Nicht allzu groß«, antwortete Mo Tschen auf Min Tengs Frage. »Die Grenze zwischen Sung und Wei ist sehr lang, und Prinz Yan kann nicht genug Soldaten zu ihrer Sicherung entbehren wegen seiner Kriege mit anderen Ländern. In der Regel bekommt eine kleine Gruppe von Soldaten einen Abschnitt zugeteilt, der viel zu groß ist, um ihn wirksam zu bewachen. Ich rate euch, die Grenze etwa zwanzig Meilen westlich der Hauptstraße nach Wei zu überqueren, weil in diesem Gebiet nach meinem Wissen nur sehr wenige Soldaten patrouillieren. Dort wird die Grenze durch den Fluß Hu Yong gebildet, der gewöhnlich ein natürliches Hindernis darstellt. Doch da es seit fast zwei Monaten nicht mehr geregnet hat, führt er nur wenig Wasser, und ihr könnt ihn auf dem Rücken eurer Pferde durchqueren. Wenn ihr das andere Ufer erreicht habt, seid ihr in Sicherheit!«

»Wir danken dir für deine Auskünfte«, sagte Tschuang Tse.

»Eins muß ich noch erwähnen: Es gibt einen gefährlichen Tiger in den Wäldern des Grenzgebietes.«

»Tiger greifen Menschen nur dann an, wenn sie sich von ihnen bedroht fühlen«, wandte Min Teng ein.

»Dieser nicht! Er hat vor etwa einem Monat unweit der Stadt einen Jäger getötet, vom dem er sich vielleicht bedroht gefühlt hatte. Seitdem sind ihm mehr als zehn Menschen zum Opfer gefallen, die ihn sicherlich nicht bedroht haben: Holzfäller, Kräutersucher, Honigsammler, Händler, Schmuggler. Er hat einmal Menschenfleisch gefressen, und nun will er aus unerfindlichen Gründen nichts anderes mehr. In der letzten Woche haben sich alle Jäger von Mang Wu zusammengetan und sind in die Wälder geritten, um den Menschenfresser zu erlegen, aber sie haben ihn trotz langer und gründlicher Suche nicht gefunden. Übermorgen wollen sie sich wieder auf die Jagd begeben.«

»Die Wälder des Grenzgebietes sind riesig«, bemerkte Yu Lin.

»Das sind sie sicherlich«, stimmte Mo Tschen ihr zu. »Doch für die Opfer des Menschenfressers waren sie nicht riesig genug.«

»Wir werden deine Warnung beherzigen«, versprach Tschuang Tse.

DAS TAO IST ÜBERALL

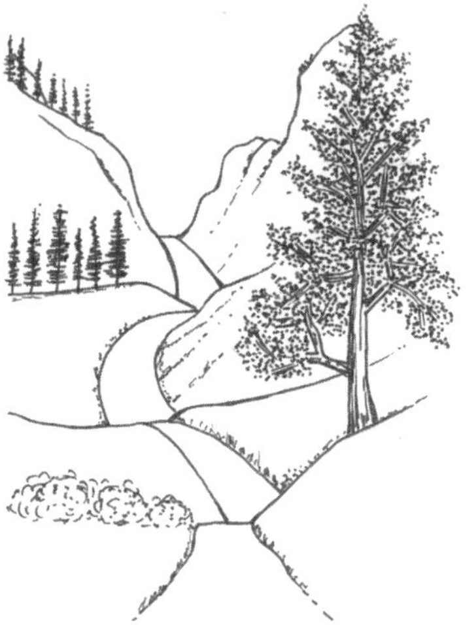

»Kun Liang schreibt in seinem Brief, daß die Saat des Tao, die Lao Tse vor mehr als zweihundert Jahren ausgeworfen hat, im Garten deiner Seele ihre volle Blüte erlangt hat«, sagte Mo Tschen zu Tschuang Tse.

»Kun Liang hatte schon immer eine Neigung zur Poesie. Und er ist einer jener seltenen Menschen, die trotz eines ständigen Mangels an Muße ein hohes Maß an Weisheit besitzen.«

»Er schreibt auch«, ergänzte Mo Tschen, »daß ich die einmalige Gelegenheit nutzen soll, dir die wichtigsten Fragen zu stellen, die mir auf dem Herzen liegen.«

»Dann stelle sie mir!«

»Die wichtigste Frage lautet: Wie finde ich den Weg ins Tao?«

»Dieser Weg läßt sich weder beschreiben, lehren noch schenken, weder üben noch planen. Er ist so einzigartig wie der Mensch, der ihn geht. Wenn du dazu berufen bist, wirst du das Tao finden.«

»Kann ich denn gar nichts dafür tun?«

»Was immer du auch tust: Tue es nicht, um das Tao zu finden, sondern um deiner selbst willen! Verschaffe dir so viel Muße wie möglich, denn in der Muße findet deine Seele zu sich selbst, und nur eine Seele, die bei sich ist, kann sich dem Tao nähern. Folge deinen Eingebungen, hüte dich vor der besserwisserischen Beschränktheit des Verstandes und halte dich von der Verwirrung fern, die den Geist der Menschen befallen hat.«

Nachdem Mo Tschen eine Weile über Tschuang Tses Worte nachgesonnen hatte, gestand er: »Als Kind war ich eine Frohnatur, kein Tag verging ohne Gelächter, für jeden Menschen hatte ich ein Lächeln, und von der Zukunft erhoffte ich mir Freude und Glück. Doch mit den Jahren und Jahrzehnten habe ich gelernt, dem Schicksal zu mißtrauen und nichts im Leben für sicher zu halten, weil ich weiß, daß mir alles von heute auf morgen genommen werden kann. Dieses Wissen macht mir zu schaffen und überschattet meine angeborene Lebensfreude.«

»Laß dich nicht durch den ständigen Wechsel der Dinge verstören«, riet Tschuang Tse. »Geburt und Tod, Verlust und Gewinn, Erfolg und Scheitern, Glück und

Unglück wechseln einander ab gemäß dem Lauf des Schicksals. Der Weise läßt sich durch diese ständigen Veränderungen nicht den inneren Einklang stören, läßt sie nicht eindringen in das Haus der Seele, in der die Freude ihren festen Wohnsitz haben soll. Wer es vermag, sich in allen Lebenslagen diesen inneren Einklang zu bewahren und seine Freude nie zu verlieren, der hat den Weg ins Tao gefunden.«

In Mo Tschens Gesicht spiegelten sich widersprüchliche Empfindungen. »Ich frage mich, inwieweit sich Weisheit von Herzlosigkeit unterscheidet. Ich habe drei Menschen verloren, die ich sehr liebte und noch immer liebe. Die Jahre sind vergangen, aber mein Kummer ist geblieben. Ich werde wohl immer darunter leiden, daß meine kleine Tochter und meine Geschwister gestorben sind, und deshalb nie das Tao erfahren.«

»Es gibt einen großen Unterschied zwischen Herzlosigkeit und Weisheit«, sagte Tschuang Tse. »Herzlosigkeit ist Gefühlsarmut, Weisheit ist Seelenreichtum. Du wirst so lange leiden, bis du dein Schicksal annimmst.«

Mo Tschen seufzte und senkte den Kopf wie unter einer unsichtbaren Last. »Wie soll ich dieses Schicksal jemals annehmen? Ich liebe meine Frau und meinen Sohn, ich will ihnen ein guter Mann und Vater sein, und sie sollen nicht unter meinem Kummer leiden – deshalb lasse ich ihn sie nicht spüren. Aber etwas in mir ist zerbrochen, und ich fürchte, daß keine Weisheit der Welt es jemals wieder heilen kann.«

Lange sagte niemand am Tisch ein Wort.

»Es tut mir leid, daß ich euch mit meinem Kummer behelligt habe«, beendete Mo Tscheng schließlich das Schweigen. »Ihr seid meine Gäste, und ich sollte euch mit Heiterkeit bewirten und beherbergen. Ich konnte mich nicht beherrschen. Es tut mir sehr leid!«

Tschuang Tse erwiderte: »Du bist als ein froher Mensch auf die Welt gekommen und solltest sie als ein froher Mensch verlassen. Wir alle haben bittere Verluste erlitten. Min Teng hat seine Eltern verloren, Yu Lin ihren Vater und in gewisser Weise auch ihre Mutter, ich habe meine Frau verloren. Jedes Herz braucht seine Zeit, um zu trauern. Doch dann sollte es sich wieder der Freude zuwenden.«

»Glaubst du«, wandte sich Yu Lin an den Gastwirt, »deine Tochter, deine Schwester und dein Bruder hätten gewollt, daß du bis zu deinem Tod um ihren Tod trauerst? Hätten sie nicht vielmehr gewollt, daß du dir deine Freude am Leben erhältst?«

»Nun«, erwiderte Mo Tscheng nach kurzem Nachdenken, »sie hätten wohl gewollt, daß ich mir meine Lebensfreude erhalte.«

»Dann solltest du ihren Willen achten!« forderte Tschuang Tse ihn auf. »Und rede dir nicht ein, daß du nie den Weg ins Tao finden wirst. Jeder Mensch mit einer unbeugsamen Sehnsucht nach der Quelle allen Lebens kann ihn finden!«

Mo Tschen blickte dem Weisen eine Weile in die Augen, wobei sich seine gequält wirkende Miene mehr und mehr entspannte. »Ich werde über deine Worte nachdenken, Tschuang Tse! Wenn ein Mensch in Einklang mit dem Tao lebt, ist er dann frei von Schmerz und Kummer über bittere Verluste?«

»Wenn ein Mensch des Tao einen geliebten Menschen verliert, befallen ihn Kummer und Leid wie jeden anderen auch, aber er geht anders damit um. Er trägt es nicht Jahr um Jahr mit sich, sondern befreit sich zur rechten Zeit davon durch tiefe Einsicht in die Unabänderlichkeit des Schicksals. Immer aufs neue zu trauern und zu klagen, hieße für ihn, Fesseln und Lasten zu tragen, die ihn nur einschränken und niemandem nützen würden. Der Mensch des Tao lebt im Land der Freiheit, und nichts kann ihn daraus vertreiben.«

»Was zeichnet ihn noch aus?« fragte Mo Tschen.

»Weisheitsloses Wissen betrachtet er als ein Übel, gegebenes Wort empfindet er als Leim. Er schmiedet keine Pläne, wozu bedarf er also weisheitslosen Wissens? Er kennt weder Bruch noch Trennung, wozu braucht er also Leim? Er hat die Gestalt der Menschen, aber nicht ihre Leidenschaften. Weil er ihre Gestalt hat, lebt er unter ihnen. Da ihm menschliche Leidenschaften aber fremd sind, haben menschliche Wertungen und Urteile keinen Einfluß auf sein Leben.«

»Kann ein Mensch ohne Leidenschaften überhaupt als Mensch bezeichnet werden?«

»Ein Mensch ohne Leidenschaften ist für mich einer, der sein inneres Wesen nicht durch seine Zuneigungen und Abneigungen schädigt und in allen Dingen der Natur folgt.«

»Du sagtest eben, der Weg ins Tao sei nicht zu beschreiben. Kannst du zumindest andeuten, wo das Tao ist?« fragte der Gastwirt.

»Es ist allgegenwärtig.«

»Kannst du es näher bestimmen?«

»Es ist in der Ameise, die gerade an deinem Fuß vorbeiläuft.«

»Wo ist es noch?«

»Es ist in allem, was wir eben gegessen haben.«

»Ist es auch in den Gegenständen?«

»Es ist in dem Tisch, an dem wir sitzen; in den Wänden, die uns umgeben; in der Kleidung, die wir tragen. Es gibt nichts zwischen Himmel und Erde, in dem es nicht ist. Das Tao ist überall, und doch gibt es kaum einen Menschen, der es erkennt.«

»Warum ist das so?« fragte Mo Tscheng.

»Weil die Menschen, seit sie im Altertum aus dem Tao gefallen sind, dem Verstand folgen. Der Verstand aber kann das Tao nicht erkennen. Er gleicht dem Frosch in einem ausgetrockneten Brunnenloch, der einst zu einer Riesenschildkröte des Ostmeeres sprach: ›Dein Neid auf mein herrliches Leben muß groß sein, denn meine Freude ist unübertrefflich! Wenn ich Lust dazu habe, kann ich auf den Rand des Brunnens hochspringen, dort munter herumhüpfen und mich an der Sonnenwärme ergötzen. Will ich wieder auf den Grund des Brunnens zurück, kann ich mich unterwegs auf den zerbrochenen Ziegelstücken der Brunnenwand ausruhen. In dem Regenwasser und dem Schlamm auf dem Boden kann ich nach Herzenslust baden und mich suhlen. All dies habe ich ganz allein für mich und kann es immer aufs neue auskosten. Gibt es ein größeres Glück als meins? Willst du nicht einmal in mein Brunnenloch kommen und es dir aus der Nähe ansehen?‹

Die Riesenschildkröte lachte und antwortete: ›Siehst du denn nicht, daß ich gar nicht in dein Brunnenloch passe? Da du so freundlich warst, mir von ihm zu erzählen, will ich dir etwas über das Ostmeer sagen. Stelle dir eine Ausdehnung von Tausenden von Meilen vor, und du hast noch keinen Begriff von seiner Weite. Stelle dir die tausendfache Höhe des menschlichen Körpers vor, und du hast noch keinen Begriff von seiner Tiefe. Keine noch so langen Dürrezeiten auf dem Land können seinen Wasserreichtum vermindern, keine noch so langen Regenzeiten ihn vergrößern. Völlig unberührt von allen äußerlichen Einflüssen ruht es in sich selbst, und die Zeit geht spurlos an ihm vorbei. In diesem unermeßlich tiefen und weiten Meer bin ich zu Hause. Und nicht nur bin ich dort zu Hause, ich bin ein Teil des Meeres, ich habe mich mit ihm vereint. Gibt es ein größeres Glück als dieses?‹

Als der Brunnenfrosch diese Worte hörte, erschrak er furchtbar und wurde vor Entsetzen fast ohnmächtig.«

»Wenn der Brunnenfrosch dem Verstand gleicht«, sagte Mo Tschen, »wem gleicht dann die Riesenschildkröte?«

»Sie gleicht der Seele«, antwortete Tschuang Tse, »die sich der Unermeßlichkeit der Schöpfung bewußt ist und sich in ihr geborgen fühlt. Nur die Seele mit der ihr eigenen Weisheit vermag das Tao zu erkennen und in ihm aufzugehen. Seit die Menschen aus dem Tao gefallen sind und den Zugang zu ihrer Seele verloren haben, folgen sie dem Verstand und sehen in ihrer Verblendung nicht, daß er sie tiefer und tiefer ins Unheil führt.«

»Aber der Verstand ist uns in so vieler Hinsicht nützlich«, wandte Mo Tschen ein. »Dank ihm haben wir gelernt, wie man Häuser, Schiffe, Brücken, Karren baut, wie man Werkzeuge herstellt und sinnvoll mit ihnen arbeitet, wie man Gärten und Felder bewässert, wie man Krankheiten bekämpft.«

»Ich stelle die Nützlichkeit des Verstandes nicht in Frage«, sagte Tschuang Tse. »Aber trotz seines großen Erfindungsreichtums ist er in seiner eigenen, kleinen Welt gefangen wie der Ochsenfrosch in seinem Brunnenloch. Wenn man ihn weise benutzt, gleicht er einem Pferd, das von einem guten Reiter gelenkt wird. Doch wenn die Weisheit fehlt, die den Verstand lenken muß, schwingt das Pferd sich zum Reiter auf und galoppiert in heilloser Verwirrung umher.«

DER KAMPF DER HERZEN

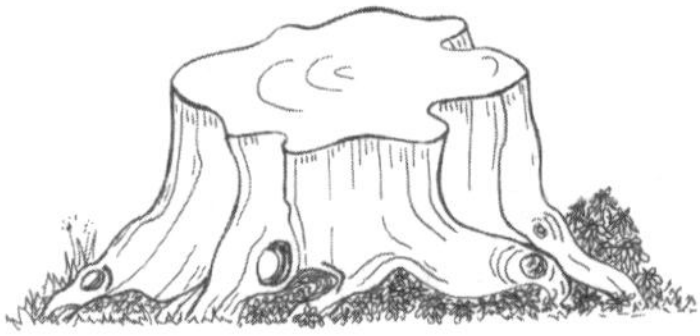

Nachdem Mo Tschen eine Weile über Tschuang Tses Worte nachgedacht hatte, sagte er: »Seit vielen Generationen herrscht unentwegter Krieg zwischen den Ländern und den Menschen, unterbrochen nur von Zeiten der Waffenruhe. Es gibt Gebote und Gesetze, die für Gerechtigkeit sorgen und das Zusammenleben der Menschen regeln sollen, doch es ist ein einziges Durcheinander, voller kleiner und großer Ungerechtigkeiten. Die Reichen werden immer reicher, die Armen immer ärmer. Überall gibt es Lügner und Betrüger, Räuber und Mörder. Manche von ihnen werden gefaßt und bestraft, andere laufen frei herum. Und der größte Schurke von allen, Prinz Yan, ist der Herrscher unseres Landes. Du sagst, der Verstand habe die Menschen in dieses Unheil geführt. Kann es nicht sein, daß die Natur des Menschen der Grund des ganzen Elends ist?«

»Nein«, versetzte Tschuang Tse. »Der Grund ist der Verlust der wahren Natur des Menschen und der dadurch entstandenen Verwirrung, die zu der maßlosen Überschätzung des Verstandes geführt hat.«

»Dann sag mir: Wodurch ist die Menschenwelt in so große Unordnung geraten?

»Im Altertum lebten alle Menschen im Tao vereint wie eine große Familie in einem großen Haus. Doch irgendwann strebten einige Mitglieder dieser Familie danach, besser und klüger, wichtiger und mächtiger als die anderen zu sein. Von Eitelkeit und Geltungsdrang verführt, traten sie aus dem Tao heraus und fingen damit an, durch ihre Anmaßung die natürliche Einheit aller Menschen zu zerstören. So begann das große Haus des Tao zu verfallen. Mit den Jahrtausenden haben die Menschen es dem Erdboden gleichgemacht, und heute zeugt nichts mehr von seiner einstigen Schönheit.«

»Können die Menschen das Haus des Tao nicht wieder aufbauen, wenn sie eines Tages erkennen, daß sie es verfallen ließen?«

»Mo Tschen, sie werden niemals erkennen, daß sie es verfallen ließen! Und selbst wenn sie es erkennen würden und es wieder aufbauen wollten, könnten sie es nicht, denn das Haus des Tao wurde nicht von Menschenhand gebaut. Glaubst du, daß Menschen dazu fähig wären, den Stumpf eines gefällten Baumes wieder in die Höhe wachsen zu lassen?«

»Dann hast du keine Hoffnung, daß sich das Unheil in der Welt irgendwann einmal vermindern wird?«

»Ich glaube eher, daß es sich vergrößern wird«, antwortete Tschuang Tse dem Gastwirt. »Was jetzt schon schlimm ist, wird schlimmer werden mit der Zeit. Wenn das Haus des Tao verfallen ist, bleibt den Menschen nur innere Heimatlosigkeit. Ist die Klarheit des Tao verloren, bleibt ihnen nur Verwirrung. Wenn die Natürlichkeit des Tao verloren ist, bleibt ihnen nur Künstlichkeit. Ist der Frieden des Tao verloren, bleibt den Menschen nur der Krieg – zwischen den Ländern, zwischen ihnen und in ihnen. Je mehr das Wissen um den wahren Sinn schwindet, desto größer wird der Wahnsinn unter den Menschen, und je mehr ihr Wahnsinn wächst, desto stärker wird ihre Ichsucht. Bei allem, was sie tun, wird ihr eigener Vorteil der Antrieb sein, und das Geld wird immer mehr zum Maß aller Dinge. Da sie den Zugang zum Wesentlichen verloren haben, werden sie ihre ganzen Kräfte auf die Erfindung und Vervollkommnung des Überflüssigen richten und dadurch ihre Verwirrung noch vergrößern. Sie werden mehr Gesetze aufstellen, als ein Mensch sich merken kann, und unermüdlich eine künstliche Unordnung durch eine andere ersetzen, doch keine wird ihnen den verlorenen Frieden zurückbringen. Immer höhere Berge weisheitslosen Wissens werden sie anhäufen und die Welt mit unzähligen Erfindungen überschwemmen, bis kein Stein mehr auf dem anderen liegt. Ihre Friedlosigkeit und Ichsucht werden alles Leben zwischen Himmel und Erde in einen Strudel des Unheils ziehen. Schon seit langem töten sich die Menschen in Kriegen gegenseitig und empfinden beim Morden nicht mehr als Zimmermänner, wenn sie Bäume fällen. Heute benutzen sie Dolche und Schwerter, Bogen und

Armbrüste, doch mit der Zeit werden sie Waffen und Maschinen bauen, mit denen sie noch wirksamer und leichter morden und zerstören können. Viele Menschen werden Maschinenherzen haben, die kein Mitgefühl und keine Reue kennen, und unsägliche Greueltaten verüben. Das Blut und die Tränen ihrer Opfer werden die Erde mit Grauen, Verzweiflung und Trauer tränken.«

In Mo Tschens Gesicht spiegelte sich Schrecken über Tschuang Tses Voraussagungen. »Wird sich denn niemand dagegen auflehnen? Werden die Menschen nicht zur Einsicht gelangen, wenn sie die bitteren Früchte ihrer Verwirrung ernten?«

»Sie werden die Bitterkeit dieser Früchte leugnen, und wo sie dies nicht können, werden sie sie mit Lug und Trug versüßen«, antwortete Tschuang Tse. »Dennoch wird es immer wieder Menschen geben, die eine fahle Erinnerung an das Tao in ihren Seelen tragen und deren Herzen zu Anstand, Güte und Mitleid fähig sind. Sie werden hier und dort kleine Siege erzielen, doch auf lange Sicht werden sie unterliegen, denn im Kampf auf Leben und Tod siegen nicht die Menschen mit den besseren Herzen, sondern die mit den besseren Waffen. Und die besseren Waffen sind meistens in den Händen der Menschen mit den schlechteren Herzen.«

DER VOLLKOMMENE SCHLAG DES HAMMERS

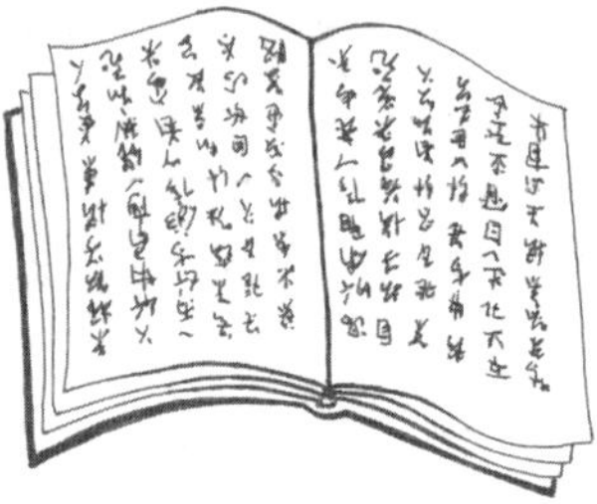

Nach dem langen Schweigen, das Tschuang Tses Worten gefolgt war, wandte sich Mo Tschen an Min Teng und Yu Lin: »Bitte verzeiht mir, daß ich euch durch meine vielen Fragen an Tschuang Tse zum Schweigen nötige! Ich habe schon mit manchen gescheiten Menschen gesprochen, die Gäste meiner Herberge waren, doch niemals habe ich auf meine Fragen so wertvolle Antworten bekommen, wie Tschuang Tse sie mir gibt. Ihr habt den ganzen Tag auf den Rücken eurer Pferde gesessen und seid erschöpft von den Anstrengungen der Reise, und ich behellige euch mit meinen Sorgen und Fragen, anstatt euch in Frieden zu lassen. Bitte verzeiht mir auch dies! Ich danke dir, Tschuang Tse, für deine Worte, die meine Seele berührt und aufgerührt haben. Ich glaube, daß du den Menschen Wesentliches zu sagen hast, viel mehr Menschen als nur jenen, deren Lebensweg sich mit deinem kreuzt. Du solltest ein Buch schreiben, in dem du deine Gedanken niederlegst und damit für zahlreiche Menschen zugänglich machst! Nach deinem Tod würde deine Weisheit in deinem Buch fortleben und Licht in die Dunkelheit der Zukunft strahlen!«

»Ich will dir eine Geschichte erzählen«, sagte Tschuang Tse. »Der Herzog Huan von Tsi las in einem Buch oben im Saal seines Palastes. Sein Stellmacher fertigte unten im Hof ein Wagenrad an. Als er die Arbeit an dem Rad beendet hatte, legte er Hammer und Meißel beiseite, ging die Treppe zum Saal hinauf und fragte den Herzog, was für ein Buch er lese. Der Herzog sagte, es sei ein Buch, das die Worte der Weisen überliefere.

›Leben diese Weisen noch?‹ fragte der Wagner, worauf der Herzog antwortete, daß sie schon lange tot seien. ›Dann ist das, was du liest‹, bemerkte der Wagner, ›nur Plunder und Krempel verstorbener Männer!‹

Diese Worte erzürnten den Herzog sehr, und er sagte: ›Wie kann ein Stellmacher sich anmaßen, dieses Buch mit den Gedanken bedeutender Weiser so herablassend zu tadeln? Wenn du dein Urteil gut begründen kannst, so will ich dir deine Worte verzeihen. Wenn dir die Begründung mißlingt, mußt du noch vor Sonnenuntergang sterben!‹

Unbeeindruckt erklärte der Wagner: ›Als Stellmacher betrachte ich die Sache aus dem Blickwinkel meines Berufes. Wenn mein Hammerschlag beim Anfertigen eines Rades zu langsam ist, geht er zwar tief, doch es mangelt ihm an Gleichmäßigkeit. Ist mein Schlag zu schnell, so ist er zwar gleichmäßig, aber nicht tief genug. Das richtige Maß, der weder zu schnelle noch zu langsame Schlag, läßt sich nicht lernen und nicht lehren. Dieser vollkommene Schlag des Hammers gelingt der Hand nur, wenn er aus dem Herzen kommt. Dies ist kein Können, sondern eine Kunst, die ich nicht einmal meinem Sohn erklären und beibringen kann. Darum kann ich ihm nicht meine Arbeit überlassen, und so stehe ich hier mit meinen siebzig Jahren und mache immer noch Räder. Meiner Meinung nach muß es mit der Weisheit verstorbener Menschen genauso gewesen sein. Das Wertvollste, was sie erkannt hatten, konnten sie nicht weitergeben – und nahmen es mit ins Grab. Der Rest geriet in ihre Bücher. Deshalb sagte ich, was du liest, ist der Plunder und Krempel vergangener Männer.‹

Der Herzog wurde sehr nachdenklich, und der Wagner fertigte noch jahrelang Räder von unübertroffener Güte an.«

Auch Mo Tschen wurde sehr nachdenklich. Schließlich nickte er, als hätte er die Botschaft der Geschichte verstanden, konnte aber nicht umhin zu fragen: »Dann ist es nicht das, was du sagst, das meine Seele erhellt, sondern deine lebendige Gegenwart?«

Tschuang Tse schwieg, als wollte er Mo Tschen auffordern, eine eigene Antwort auf seine Frage zu finden.

»Es ist wohl das Zusammenwirken von beidem«, sagte Yu Lin. »Seine Worte strahlen, weil sie von dem Licht seiner Seele erfüllt sind. Seine Worte könnte er aufschreiben, aber wie soll er das Licht seiner Seele in Schriftzeichen füllen? Doch vielleicht bliebe ein Abglanz seines Seelenlichts in den Schriftzeichen erhalten. Kun Liang hat mir das Buch des Lao Tse zum Abschied geschenkt. Ich habe schon sehr oft darin gelesen, und manchmal schien es mir dabei, als würde ich das Licht der Seele Lao Tses darin erblicken. Noch vor wenigen Tagen habe ich es leuchten sehen, als ich die Worte über seine Schätze las.«

»Welche Schätze?« fragte Min Teng.

»Er schreibt, daß er drei Schätze besitzt: die Liebe, die Genügsamkeit und die Bescheidenheit. Die Liebe gibt ihm Mut, die Genügsamkeit schenkt ihm Weitherzigkeit, die Bescheidenheit ermöglicht ihm Wachstum. Mut ohne Liebe, Weitherzigkeit ohne Genügsamkeit, Wachstum ohne Bescheidenheit führen allesamt ins Verhängnis. Wer Liebe hat im Kampf, der siegt. Wer Liebe hat in der Verteidigung, der ist behütet. Wen der Himmel retten will, dem schenkt er Liebe.«

»Wahre Worte seien oft nicht schön und schöne Worte oft nicht wahr, schreibt Lao Tse im letzten Sinnspruch seines Buches«, sagte Tschuang Tse. »Doch die Worte Lao Tses, die Yu Lin uns gerade mitgeteilt hat, sind zugleich wahr und schön.«

Yu Lin lächelte den Weisen an. »Ich teile übrigens Mo Tschens Meinung: Du solltest ein Buch schreiben! Worte haben eine große Macht, und einmal aufgeschrieben, sind sie unvergänglich. So könntest du die Menschen noch in Hunderten und Tausenden von Jahren mit deinen Gedanken erreichen und bereichern. Ist diese Aussicht nicht die Mühe wert, ein Buch zu schreiben?«

Tschuang Tse erwiderte ihr Lächeln, ließ sich aber nicht anmerken, ob er Yu Lins Rat folgen würde.

»Meinst du nicht auch«, wandte sie sich an Min Teng, »daß Tschuang Tse ein Buch schreiben sollte?«

»Er bemüht sich darum, nutzlos zu sein«, erwiderte Min Teng. »Warum sollte er also ein Buch schreiben? Andererseits macht es ihm manchmal Freude, die Saat des Tao auszuwerfen. Es besteht also eine gewisse Hoffnung, daß er den Menschen ein Buch schenkt.«

Drei Augenpaare richteten sich auf Tschuang Tse.

»Wenn es geschrieben werden will, werde ich es schreiben«, sagte er.

»Käme es nicht allein darauf an, daß du es schreiben willst?« fragte Mo Tschen.

»Oft reicht der Wille allein nicht aus, um etwas Unvergängliches zu schaffen, selbst wenn Kraft und Kunst es bewirken könnten. Es muß noch etwas vom Willen Unabhängiges, vom Schicksal Gewolltes hinzukommen, damit ein Werk von höchstem Wert gelingt. Khing, der Meister der Holzarbeiter, schnitzte einmal im Auftrag des Fürsten von Lu einen Glockenspielständer. Allen, die sein Werk sahen, erschien es so vollkommen, als sei es nicht von Menschenhand, sondern von Geistern geschaffen worden. Der Fürst von Lu fragte schließlich Meister Khing: ›Was ist das Geheimnis deiner Kunst?‹

Khing antwortete ihm: ›Dein Untertan ist nur ein einfacher Handwerker, was für Geheimnisse könnte er schon besitzen? Und doch ist da etwas. Als ich mich entschlossen hatte, den Glockenspielständer zu schnitzen, hütete ich mich vor jeder Schwächung meiner Lebenskraft. Ich zog mich in die Abgeschiedenheit zurück und sammelte mich, um meinen Geist zur vollständigen Ruhe zu bringen. Nach drei Tagen hatte ich allen Lohn vergessen, den ich mit meiner Arbeit erzielen könnte. Nach fünf Tagen hatte ich allen Ruhm vergessen, den ich damit erwerben könnte. Nach sieben Tagen hatte ich meine Gliedmaßen und meine Gestalt vergessen. Selbst der Gedanke an deinen Auftrag war verschwunden. So sammelte sich meine Kunst, von keinen Äußerlichkeiten mehr gestört. Nun ging ich in den Hochwald und betrachtete die Formen der Bäume auf meinem Weg. Ich mußte tagelang suchen, bis ich endlich einen Baum erblickte, der genau die richtige Form hatte. Als ich ihn sah, erschien der Glockenspielständer vor meinem inneren Auge. Ich fällte den Baum und ging ans Werk. Hätte ich diesen Baum nicht gefunden, wäre der Glockenspielständer nie entstanden. Meine Art und die Art des Baums vereinigten sich, und durch ihre Vereinigung entstand Vollkommenheit. Was Geistern zugesprochen wird, ist allein darin gegründet.‹

Wie Lao Tse einen Grenzwächter brauchte, um seine Verse zu schreiben, und wie Khing einen ganz bestimmten Baum finden mußte, um seinen Glockenspielständer zu schnitzen, werde ich etwas meinem Willen nicht Zugängliches benötigen, um ein Buch schreiben zu können«, schloß Tschuang Tse seine Erklärung.

»Du wirst ein Buch schreiben«, sagte Yu Lin mit einem eigenartigen Lächeln.

Tschuang Tse blickte sie verwundert an und schien zu einer Frage anzusetzen, doch dann mußte er plötzlich gähnen, womit er Min Teng und Mo Tschen ansteckte. Das veranlaßte den Gastwirt zu dem Vorschlag, die Tischrunde aufzulösen und sich zum Schlafen zurückzuziehen, zumal die Flüchtlinge am nächsten Tag einen anstrengenden und gefährlichen Ritt vor sich hatten.

Sein Vorschlag fand die Zustimmung seiner Gäste, doch bevor sie sich von ihren Sitzmatten erhoben und in ihre Zimmer zurückzogen, wandte sich Mo Tschen ein letztes Mal an Tschuang Tse. »Ich werde«, sagte der Gastwirt, »sicherlich noch lange über deine Worte nachdenken, doch ich habe schon jetzt das Gefühl, daß sie viel Gutes in mir bewirkt haben. Etwas, das lange wie erstarrt oder verknotet in mir ruhte, hat sich befreit und in Bewegung gesetzt.«

Ein Licht in der Dunkelheit

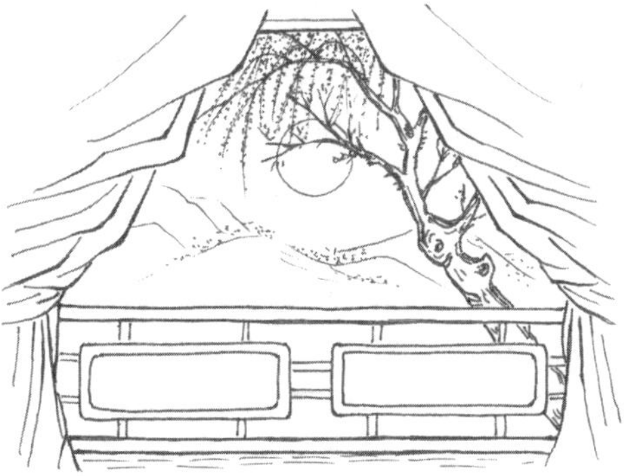

Das Licht des Mondes fiel durch das breite Fenster und zauberte einen zarten Frieden in das Gästezimmer. Min Teng lauschte den tiefen Atemzügen Tschuang Tses, der auf der Schlafmatte an der gegenüberliegenden Zimmerwand lag und vielleicht wieder träumte, daß er ein Schmetterling sei, der glücklich und fröhlich umherflatterte und ganz in seinem unbeschwerten Schmetterlingsdasein aufging. Bei diesem Gedanken mußte Min Teng unwillkürlich lächeln.

Obwohl die beiden Tage ihrer Flucht, die sie größtenteils auf ihren Pferden verbracht hatten, an Tschuang Tses Kräften gezehrt und seinen Rücken stark beansprucht haben mußten, hatte Min Teng kein einziges Wort der Klage oder des Unmuts aus seinem Mund gehört. Statt dessen hatte er alle Fragen, die an ihn gerichtet wurden, geduldig beantwortet, auch wenn er vielleicht manchmal das Gefühl gehabt hatte, daß man ihm Löcher in den Bauch fragte.

Tschuang Tse war ein Licht in der Dunkelheit, in der die allermeisten Menschen lebten. Ein Licht, so hell und stark, daß es Min Tengs Ich mit seiner Strahlkraft getötet hatte. Aber vielleicht nur deshalb, dachte er, weil es bereit gewesen war zu sterben. Oder besser, weil er bereit gewesen war, es sterben zu lassen. Doch wer war er nun, nachdem sein falsches Bild von ihm im Feuer der Worte Tschuang Tses verbrannt war? Wer oder was war das in ihm, das den Tod seines Ichs überlebt hatte? Seine unsterbliche Seele, die sich aus den Kerkermauern seines Verstandes befreit hatte – oder besser, befreien lassen hatte? Und diesen Menschen, seinen Befreier, der ihm den vielleicht größten Dienst erwiesen hatte, den ein Mensch einem anderen erweisen konnte, hätte er fast getötet!

In seinem Leben war er noch nie einem Mann begegnet, der auch nur annähernd mit Tschuang Tse zu vergleichen war. Seit des Beginns ihrer gemeinsamen Flucht hatte er ihn aufmerksam beobachtet, hatte sich jedes seiner Worte gemerkt, hatte alle seine Lebensäußerungen in sich aufgenommen wie ausgedörrte Erde lang ersehnte Regentropfen. Doch bislang war es ihm nicht gelungen, aus diesem Weisen klug zu werden, der so viele Widersprüche in sich vereinigte, und vielleicht würde er es nie vermögen, was ihn nicht daran hindern sollte,

Tschuang Tse für immer in bewundernder Dankbarkeit verbunden zu sein.

Welch ein Glück es gewesen war, daß Hauptmann Feng ihn ausgerechnet zu Tschuang Tse geschickt hatte! Wäre er mit dem Befehl losgeritten, einen anderen Mann zu töten, hätte er ihn in seiner Verblendung womöglich ausgeführt und seine Seele mit einer Schuld belastet, die er niemals hätte abtragen können und die immer größer geworden wäre mit jedem weiteren Mord, den er im Auftrag Prinz Yans begangen hätte.

Es hatte eines Mannes wie Tschuang Tse bedurft, um ihm die Augen zu öffnen, um ihn aus dem seelischen Schlaf zu reißen, in den er nach dem Tod seiner Eltern gefallen war – ein trügerischer Schlaf, in dem es ihm als ein Glück erschienen war, in der Palastwache eines Landesherrschers zu dienen, dessen verbrecherisches Wesen er nicht wahrhaben wollte, bis Tschuang Tse ihn dazu gezwungen hatte, sich der Wahrheit zu stellen.

Erneut fragte er sich, wer er nun eigentlich war, seit er sein bisheriges Leben unwiderruflich hinter sich gelassen hatte. Aber womöglich war es gar nicht so wichtig, dies zu wissen. Wichtig war allein, daß er nicht in den Strudel des Verderbens geraten war, in dem seine Seele ihre Unschuld und mit der Zeit sich selbst verloren hätte. Wichtig war allein, daß er seinen neuen Lebensweg frei von Schuld und Selbstbetrug begonnen hatte, wohin er ihn auch führen mochte.

Unwillkürlich legte er seine Hand auf die Wand, hinter der Yu Lin in ihrem Zimmer ruhte, als könnte er dadurch eine Verbindung zu ihr aufnehmen. Wahrscheinlich schlief sie schon genauso fest wie Tschuang Tse, zumal sie in der vorherigen Nacht nicht viel Schlaf gefunden hatte. Auch vor ihr lag ein neues Leben, für das sie sich aus eigener Kraft entschieden hatte, als ihr altes Leben sich in ein Kerkerdasein zu verwandeln drohte.

Von Anfang an hatte er Yu Lins Mut und Entschlossenheit bewundert, die sich dem Willen ihrer Mutter widersetzte und ihr bisheriges Leben aufgab, um ihre Freiheit nicht zu verlieren. Nur wenige junge Frauen wären zu einer solchen Unbeugsamkeit fähig gewesen. Die allermeisten hätten sich mit ihrem Schicksal abgefunden und sich mit den guten Seiten ihres Loses getröstet; schließlich war ein Leben als dritte Frau des reichsten Mannes von He Jing nicht das Schlimmste, was ihr geschehen konnte. Aber Yu Lin strebte nicht nach Ansehen und Wohlstand. Ihr Leitstern war die Liebe, und daß sie bereit war, dafür alles im Stich zu lassen, was sie mit ihrem bisherigen Leben verbunden hatte, zeugte von der Stärke ihres Glaubens an die Liebe und einer Kenntnis ihres eigenen Wesens, die nicht viele Menschen in ihrem Alter besaßen.

Dabei war die Liebe, nach allem, was er von ihr gesehen und gehört hatte, ein recht flüchtiges Gefühl, eine unerklärliche Laune des Herzens, der Vergänglichkeit in noch höherem Maße preisgegeben als andere Werte. Wer großes Glück in ihr suchte, konnte großes Unglück finden, das alle Freude am Leben grausam zerstörte. Seine Mutter hatte die Verzweiflung über den Verlust ihres

Mannes in eine tödliche Krankheit getrieben. Ein junger Mann in seinem Heimatdorf hatte sich selbst getötet, weil er nicht ertragen konnte, daß die Frau, die er aus ganzem Herzen liebte, einem anderen Mann versprochen wurde. Er habe sie zu sehr geliebt, hieß es damals, doch konnte man zu sehr lieben? War nicht jeder Liebe vom Schicksal eine bestimmte Größe beschieden, die alle Willenskraft und Vernunft nicht verkleinern konnten? Eins war sicher: Liebe, so wunderbar sie auch sein mochte, konnte einen Menschen in so tiefe, fürchterliche Qualen stürzen, daß ihm das Leben als ein unerträgliches Leid erschien, das nur der Freitod beenden konnte.

Dennoch gab es für Yu Lin nichts, was sie sich mehr wünschte, als den Zauber und die Schönheit der wahren Liebe zu erleben. War die Liebe vielleicht doch mehr als eine unwägbare und auch gefährliche Regung des Herzens, auf die nicht genug Verlaß war, um sich ihr mit Leib und Seele auszuliefern? Sie sei einer der Wege zum Tao, hatte Tschuang Tse gesagt, weil in tiefer Liebe sich das Ich auflöse wie Salz im Wasser. War es die Sehnsucht nach der Auflösung ihres Ichs, die Yu Lin ihre Stärke verlieh? War es am Ende sogar die Sehnsucht nach der Vereinigung mit dem Tao?

Min Tengs Gedanken wurden unklarer und schwächer und verwandelten sich unmerklich in Eindrücke von Yu Lin, die er seit dem Beginn ihrer gemeinsamen Flucht in sich aufgenommen hatte: Bilder des anmutigen Gesichts, der seelenvollen Augen, der zierlichen Gestalt und weichen Bewegungen einer jungen Frau, die ihn vom ersten Augenblick an berührt, verwirrt und gebannt hatte. Mit dem Fluß der Bilder von Yu Lin, der vor seinen inneren Augen strömte, glitt er unmerklich in den Schlaf.

DIE ZAUBERPERLE

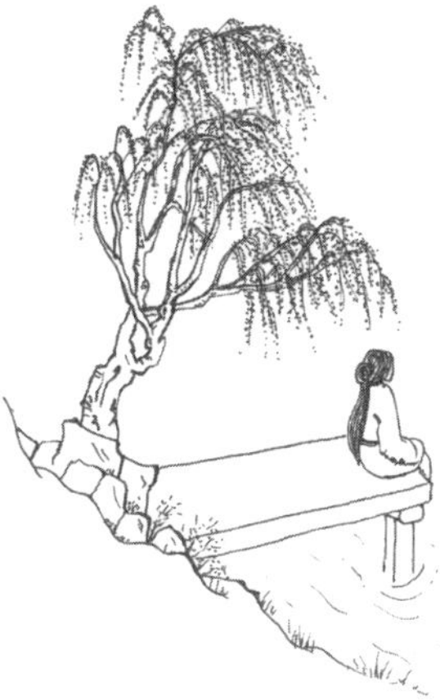

Min Teng erwachte aus einem aufregenden Traum. Sein Herz klopfte schnell und stark. Er griff nach den Erinnerungen, die er aus seinem Traum ins jähe Erwachen mitgenommen hatte, doch sie verblaßten so rasch, daß er sie nicht festhalten konnte.

Als sein Herz wieder ruhiger schlug, nahm er die langsamen Atemzüge Tschuang Tses wahr, die einen tiefen Schlaf verrieten.

Min Teng versuchte, wieder einzuschlafen, doch nach einer gewissen Zeit merkte er, daß sein Herz sich zwar beruhigt hatte, sein Geist aber so wach war, daß er so bald keinen Schlaf finden würde. Er dachte an die seltsame Unruhe, die ihn am vorherigen Abend im Haus von Kun Liang ergriffen hatte und wie der Sternenhimmel mit seinem beruhigend leuchtenden Mond seine innere Erregung besänftigt hatte.

Vorsichtig stand er auf, zog sich an und verließ das Gästezimmer so leise wie möglich, um Tschuang Tse nicht zu wecken.

Vor der Tür des benachbarten Raumes, in dem Yu Lin schlief, blieb er unwillkürlich stehen. Einen Moment lang war es ihm, als hätte sie in dem Traum, der ihn aus dem Schlaf gestoßen hatte, eine Rolle gespielt.

Während er vorsichtig weiterging, fragte er sich, ob der Tod so sein würde wie das Erwachen aus einem schnell ins Vergessen abgleitenden Traum – und ob für immer verlorene Lebenserinnerungen vielleicht der Preis des Todes waren. Doch gab es nach dem Tod überhaupt noch etwas, das diesen Verlust als solchen empfinden könnte? Gab es überhaupt noch ein Empfinden, eine Wahrnehmung, ein Bewußtsein? Seine Mutter hatte ihm gesagt, daß die Seele eines Menschen unsterblich sei. Auf seine Fragen, woher sie das wisse, hatte sie geantwortet, daß sie es einfach wisse, doch diese Auskunft hatte Min Teng nicht genügt.

Nachdem er aus dem Gasthaus getreten war, hob er seinen Blick zum wolkenlosen Himmel, der von zahllosen Sternen übersät war. Er spürte, wie die Erhabenheit dieses Anblicks eine wohltuende Wirkung auf seinen Geist und sein Gemüt zu entfalten begann. Sein Blick streifte langsam über das Firmament, bis der ruhig leuchtende Vollmond mit seinem großen Vorhof ihn bannte. Die Luft war erfüllt von Geräuschen – leisen, vielfältigen Lauten, die alle miteinander verbunden schienen und den Frieden der Nacht nicht störten, sondern auf geheimnisvolle Weise vertieften.

Nach einer Weile des stillen Stehens und Schauens zog es Min Teng zum See, und er ging durch den üppigen Hintergarten des Gasthauses auf das Ufer zu, wobei sich sein Blick immer wieder zum Himmel hob. Die Seele sei wie der Sternenhimmel, hatte seine Mutter gesagt: ewig, leuchtend und voller Zauber. Sein Vater hatte nie von dem Sternenhimmel und von der Seele gesprochen, er war ein wortkarger Mann der Tat gewesen, der seine Gedanken und Gefühle nicht zeigte.

Auf halbem Weg zum Ufer entdeckte er ein Gartenhaus, dessen Tür angelehnt war, und warf einen Blick in sein Inneres, das aus einem kleinen Raum bestand, der gerade genug Platz für eine Schlafmatte, zwei Sitzmatten und einen kleinen Tisch bot. Vermutlich diente es Mo Tschen zur zusätzlichen Unterbringung von Gästen, wenn alle Zimmer seines Gasthauses belegt waren.

Als Min Teng den von Bäumen, Büschen und Sträuchern dichtbewachsenen, von Blütendüften erfüllten Garten durchquert und das Ufer des Sees fast erreicht hatte, blieb er vor Überraschung stehen und hielt unwillkürlich den Atem an.

Am Ende des schmalen Holzstegs saß Yu Lin, die wohl auch keinen Schlaf finden konnte, und schaute auf den See hinaus, auf dessen ruhiger Oberfläche sich das Mondlicht spiegelte, als wollte es seine stille Pracht verdoppeln. Ihre reglose, in weiße Kleidung gehüllte Gestalt mit den langen schwarzen Haaren, die bis auf den Steg hinabfielen, wirkte wie ein Bild aus einem himmlischen Traum, das die Zeit zum Stillstand brachte.

Nach einer Weile begann Yu Lin unvermittelt zu singen – leise, anmutig und mit einer Schönheit, die bald eins wurde mit der Schönheit des Sees, der Sterne und des Mondes.

Min Tengs Innerstes öffnete sich dem unverhofften, überwältigenden Zauber des Augenblicks. Zum ersten Mal in seinem Leben sah er mit den Augen seiner Seele, hörte er mit den Ohren seiner Seele, zum ersten Mal wurde ihm sein wahres, ewiges Wesen bewußt – und er verstand, warum seine Mutter gesagt hatte, die Seele sei wie der Sternenhimmel. Im Licht dieses himmlischen Zaubers erschien ihm sein ganzes bisheriges Leben wie ein Schattendasein, in das er nie mehr zurückkehren wollte.

Tschuang Tses Antwort auf seine Klage, daß er nicht mehr wisse, wer er sei, kam ihm in den Sinn: Damit du erkennst, wer du sein kannst!

Min Teng hatten diese Worte tief berührt, als er sie hörte, doch erst jetzt verstand er ihre ganze Bedeutung, denn er hatte soeben seine Seele gefunden und keinen Augenblick gezögert, sie zu umarmen und sich mit ihr zu vereinen. Er empfand tiefe Dankbarkeit für Tschuang Tse, der ihm den Weg zu seinem Innersten freigelegt hatte, und für Yu Lin, die ihm mit der Magie ihres Gesanges ans Ziel dieses Weges geführt hatte – ohne ihr Wissen, ohne ihre Absicht.

Min Teng mußte an Tschuang Tses Geschichte von der verlorenen Zauberperle denken, aber erst in diesem Moment begriff er, warum nicht Wissen, nicht Scharfsinn, nicht Logik und nicht Geduld die Zauberperle wiedergefunden hatten, sondern Absichtslos. Jede Absicht verwies das von ihr Gewünschte in die Schranken des zielbewußten Wollens, doch das Wunderbare brauchte grenzenlose Freiheit, um sich ereignen zu können, und deshalb konnte es nur jenseits aller Absichten seine Pracht entfalten.

Yu Lin sang ein Lied über die Schönheit der Nacht, ihrer Stille, ihrer Sanftheit, ihres geheimnisvollen Reizes, der sich im Licht des Vollmonds offenbarte. So wunderbar der See auch vor ihm lag, so erhaben der Sternenhimmel sich über ihm wölbte, so kostbar dieser Augenblick auch war: Durch Yu Lins magisches Lied wurde alles auf geheimnisvolle Weise miteinander vereint und erst dadurch vollkommen.

Plötzlich beendete Yu Lin ihren zarten Gesang und wandte sich zu Min Teng um, als hätte sie seine Nähe gespürt. Als sie ihn sah, stand sie auf und blickte ihn an.

Min Teng erschrak. Hatte er Yu Lin durch sein Erscheinen gestört, aus dem Gleichgewicht gebracht, vielleicht sogar traurig gemacht? War sie ihm böse, weil er sie aus ihrer Versunkenheit gerissen hatte? Wie konnte er ihr zeigen, welch wunderbares, großes Geschenk sie ihm mit ihrem Gesang gemacht hatte, wenn sie böse auf ihn war? Sollte er ihr entgegengehen, oder würde sie das vielleicht noch mehr verstören? Wäre es besser, sich wortlos ins Gasthaus zurückzuziehen und den Schlaf zu suchen, den er sicherlich nicht mehr finden würde?

Er konnte keine Entscheidung treffen, und so blieb er bewegungslos stehen und erwiderte Yu Lins Blick.

Plötzlich sah er einen Lichtschimmer um ihren Körper. Es war der gleiche Schleier von weißem, leicht flimmerndem Licht, den er erstmals bei Tschuang Tse gesehen hatte, als er glaubte, daß der richtige Zeitpunkt gekommen war, ihm das Leben zu rauben. Min Teng fragte sich, ob Yu Lin vielleicht eine Frau des Tao sei, doch als er anfing, darüber nachzudenken, erblickte er den Lichtschimmer auf einmal nicht mehr.

Unwillkürlich schlossen sich seine Augen, als hätten sie Zweifel an ihrer eigenen Wahrnehmung.

Als Min Teng die Augen wieder öffnete, sah er, daß Yu Lin mit langsamen, weichen Schritten auf ihn zuging. Seine Gedanken standen still. Er war nichts mehr als Auge und Seele, eine Augenseele, die Yu Lin immer näher kommen sah und spürte. Mit jedem ihrer Schritte verschwand ein Stück seiner Bedenken und Ängste, bis sie sich alle in Luft aufgelöst hatten.

Yu Lin war nicht traurig, sie war nicht böse, nicht verstört – sie war in Einklang mit sich selbst. Als sie einen Schritt vor ihm stehenblieb, erkannte er, daß sie ihn anlächelte. Ihr Lächeln sagte ihm unaussprechliche Worte, deren Sinn er nicht verstand, doch das brauchte er nicht, denn er hörte ihren sanften, zärtlichen Klang – und spürte, wie tief aus seiner Seele ein Lächeln auch in sein Gesicht stieg.

Yu Lin beging die unsichere Brücke mit ruhigen, vertrauensvollen Schritten, ohne an den unter ihr liegenden Abgrund zu denken. Ihre Angst löste sich auf wie ein Tautropfen im Sonnenlicht ihrer Sehnsucht, und sie spürte jenseits aller Zweifel, daß es keine größere und schönere Kraft als die Liebe in ihrer Seele gab. Ihre Ahnung, daß es Min Teng war, dem ihre Seele sich öffnen wollte, verwandelte sich in Gewißheit.

Ihre Umarmung geschah absichtslos, und deshalb fanden sie die verlorene Zauberperle.

FÜNFTER TEIL

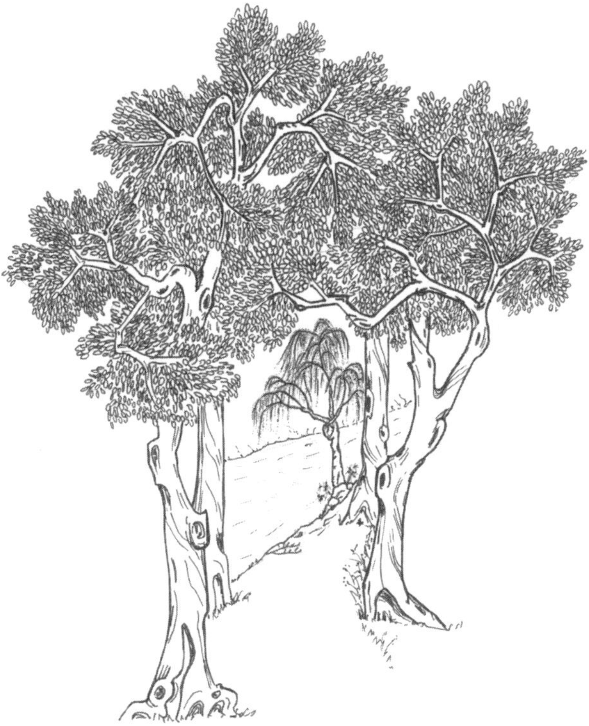

Wen der Himmel retten will

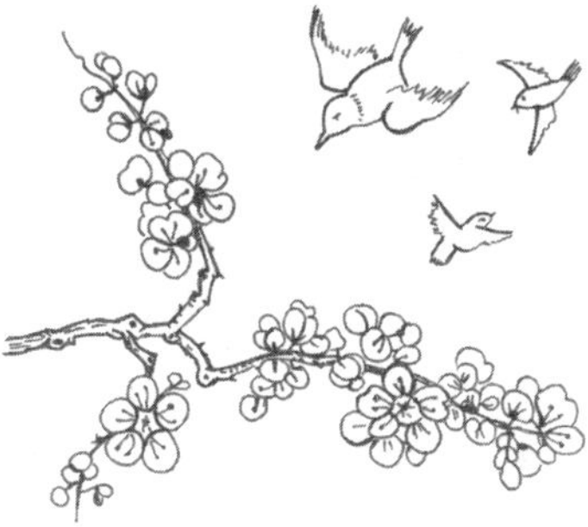

Bald nachdem sie die Stadt Mang Wu hinter sich zurückgelassen hatten, bogen die Flüchtlinge von dem Hauptweg zur Grenze in westlicher Richtung ab, bis sie einen schmalen, von trockenem Gras bewachsenen Weg nach Norden fanden, der sie mit der Zeit in immer waldreichere Gebiete führte, dabei manchmal Schlangenlinien beschrieb und sich zwischenzeitlich so sehr verengte, daß sie eine Weile hintereinander reiten mußten.

Auch an diesem Tag schien die Sonne von einem wolkenlosen Himmel auf die Reisenden, die in aller Frühe aufgebrochen waren, nachdem Mo Tschen sie mit einem reichlichen Frühstück und Reiseproviant versorgt hatte.

Sie ritten schweigend. Tschuang Tse schien, wie in den beiden Tagen zuvor, ganz in der Betrachtung der Landschaft aufzugehen. Vor allem blühende Büsche und

Sträucher zogen sein Augenmerk auf sich, und fortwährend ließ er seinen Blick über besonders prächtig gewachsene Bäume schweifen.

Min Teng hatte an diesem Morgen wenig Sinn für die Schönheiten der Natur. Sein ganzes Fühlen und Denken kreiste um Yu Lin, die ihm das Tor in das Zauberreich der Liebe geöffnet hatte. Oder war es die Liebe selbst gewesen? Wie immer auch zu erklären sein mochte, was in der letzten Nacht geschehen war, es hatte Min Tengs Herz mit einer bis dahin unvorstellbaren Freude erfüllt, einer wilden und zugleich sanften, unerschöpflich wirkenden Freude, klar und weit wie der wolkenlose Sommerhimmel.

Ständig kehrten seine Gedanken zu der letzten Nacht zurück, die er in inniger Umarmung mit Yu Lin auf der Schlafmatte in Mo Tschens Gartenhaus verbracht hatte. Obwohl sie zu schlafen versucht hatten, um ihre Flucht am nächsten Morgen ausgeruht fortsetzen zu können, war keiner von ihnen auch nur einen Augenblick in den Schlaf gefallen. Die himmlische Kraft der Liebe, die ihre Nacht in stillen, tiefen Zauber gehüllt hatte, schenkte ihnen im Morgengrauen das Gefühl, so gestärkt und frisch aufzustehen, als wären sie aus einem langen, erholsamen Schlaf erwacht.

Min Teng hatte das Empfinden, als würde seine Seele vor Glück strahlen. Das Flußbett seiner Lebenslust, das nach dem Tod seiner Eltern fast ausgetrocknet war, führte nun mehr Wasser als jemals zuvor, und die Frage, wer er eigentlich war, hatte ihre ebenso unverhoffte wie beglückende Antwort gefunden: Er war ein Liebender! Die Worte Lao Tses, die Yu Lin am vergangenen Abend vorgelesen hatte, berührten seine Seele mit ihrer tiefen Wahrheit: Wen der Himmel retten will, dem schenkt er Liebe!

»Dann bist du also heute nacht über die unsichere Brücke gegangen«, sagte Tschuang Tse unvermittelt zu Yu Lin, als die Unebenheit des Weges die Flüchtlinge zu einem langsamen Reiten zwang.

Yu Lin und Min Teng blickten den Weisen überrascht an.

»Warum schaut ihr so? Glaubt ihr, daß ich nicht sehe, was mit euch geschehen ist? Eure Blicke zeugen davon, eure Seelen strahlen es aus. Ihr seid dem Zauber der Liebe erlegen, was eigentlich nur eine Frage der Zeit war.«

»Warum überrascht es dich nicht, wenn es uns überrascht hat?«

»Hat es das wirklich?« Tschuang Tse schmunzelte über Min Tengs Frage. »Ich habe es schon in dem Moment gesehen, als Yu Lin das Haus von Kun Liang betrat und eure Blicke sich zum ersten Mal trafen.«

»Was hast du gesehen?« fragte Yu Lin.

»Daß eine große Liebe zwischen euch schlief, die nur darauf wartete, von euch entdeckt und wachgeküßt zu werden.«

DER SCHUTZ EINER HÖHEREN MACHT

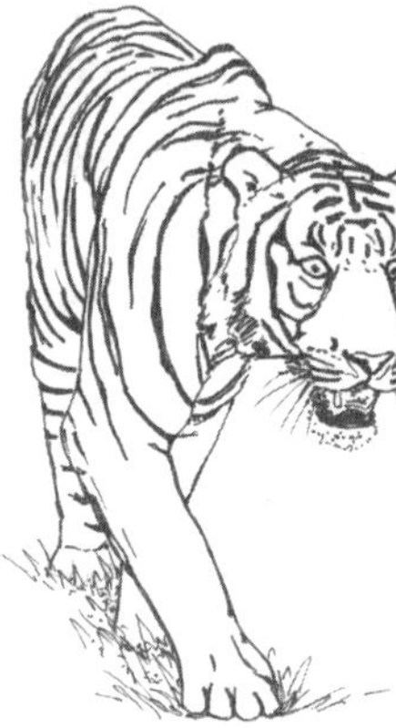

Die Sonne hatte nahezu ihren höchsten Stand erreicht, als die Reisenden am rechten Wegesrand einen hohen, toten Baum sahen, der inmitten der von dichtem Laub geschmückten Bäume einen traurigen und einsamen Eindruck machte.

»Ein Blitz hat ihn getroffen«, sagte Tschuang Tse, »und alles Leben aus ihm herausgebrannt. Nun ist er tot, trägt kein einziges Blatt mehr und steht doch noch fest und gerade, als würde er lebendig sein. Darin ähnelt er vielen Menschen, die ihren Geschäften und Gewohnheiten nachgehen und sich für lebendig halten, es aber nicht mehr sind, weil das Feuer ihrer ständigen Verwirrung ihnen die Lebenskraft aus Leib und Seele gebrannt hat.«

»Mir ist so seltsam zumute«, sagte Yu Lin auf einmal mit schwacher Stimme.

Min Teng, der vor ihr ritt, wandte sich zu ihr um und betrachtete sie mit sorgenvollem Blick. »Was fehlt dir?«

Ohne auf eine Antwort zu warten, sprang Min Teng von seinem Pferd, weil er sah, daß Yu Lin die Augen zufielen und sie sich nur mit Mühe aufrecht halten konnte – gerade noch rechtzeitig, um sie auffangen zu können, die gänzlich die Gewalt über ihren Körper verloren hatte und aus dem Sattel sank.

Mit geschlossenen Augen lag sie in Min Tengs Armen, der von Sorge und Hilflosigkeit ergriffen wurde.

Tschuang Tse stieg von seinem Pferd, ging zu Yu Lin, legte einen Finger auf ihre Halsschlagader und nickte Min Teng nach einer Weile beruhigend zu. »Ihr Herz schlägt regelmäßig. Es ist wohl nur ein Ohnmachtsanfall. Lege sie auf den Rücken, sie wird bestimmt bald wieder zu sich kommen.«

Min Teng folgte Tschuang Tses Aufforderung und bettete Yu Lin behutsam auf eine moosbedeckte Stelle des Waldbodens am Wegesrand. Tschuang Tse band die Pferde an Baumstämme und kniete sich zu Min Teng ins Gras. Schweigend betrachteten sie Yu Lins regloses Gesicht, in das von einem Augenblick auf den anderen Bewegung kam. Ihr bis dahin ruhiger Atem beschleunigte sich, ihr Kopf bewegte sich unruhig hin und her, und einmal stöhnte sie wie unter Schmerzen auf. Auf ihrer Stirn bildeten sich kleine Schweißtropfen.

»Sie hat einen Alptraum«, murmelte Tschuang Tse.

»Dann wecken wir sie!« Min Teng legte seine Arme auf Yu Lins Schultern, um sie wachzurütteln.

»Nein!« erwiderte Tschuang Tse leise. »Störe sie nicht! Sie wird von selbst erwachen!«

Min Teng zog nach kurzem Zögern seine Arme zurück. Es fiel ihm nicht leicht, Tschuang Tses Aufforderung zu folgen. Am liebsten hätte er Yu Lin aus den Qualen ihres Alptraums erlöst, doch Tschuang Tses Worte hatten trotz ihrer Sanftheit etwas ausgestrahlt, das keinen Widerspruch zuließ.

»Können wir denn gar nichts tun?« fragte er dennoch.

Tschuang Tse schüttelte den Kopf.

Min Teng preßte seine Lippen aufeinander und versuchte, seiner wachsenden Unruhe und Sorge Herr zu werden.

Zu seiner Erleichterung öffnete Yu Lin plötzlich ihre Augen, blickte erst ihn, dann Tschuang Tse an und stand unvermittelt auf.

Auch die beiden Männer erhoben sich.

»Was ist mit dir geschehen?« fragte Min Teng voller Erleichterung darüber, daß Yu Lin ihren Schwächeanfall überwunden hatte und so sicher auf ihren Beinen stand, als wäre nichts geschehen.

Yu Lin atmete tief durch und wies auf den toten Baum am Wegesrand. »Als ich diesen Baum sah, wurde mir plötzlich schwindelig. Unwiderstehliche Müdigkeit erfaßte mich. Ich versuchte, mich dagegen zu wehren, aber es gelang mir nicht. Tiefe, stille Dunkelheit ergriff mit Macht von mir Besitz, mir wurde schwarz vor den Augen. Dann auf einmal sah ich uns an diesem toten Baum vorbeireiten. Ich schwebte über uns dreien wie ein Vogel und sah alles von oben. Wegen der Enge des Weges ritten wir hintereinander: du, Tschuang Tse, vor mir, und du, Min Teng, hinter mir. Nach einer Weile machte der Weg eine Biegung nach Westen, und wir folgten ihm. Je länger wir ritten, desto mehr wuchs eine unerklärliche Angst in mir. Doch ich konnte nichts tun, nichts sagen, ich war nicht in mir, sondern betrachtete mich von oben wie eine fremde Frau, die ich selber war. Dann sah ich den Tiger! Von rechts schnellte er aus dem Unterholz mit gewaltigen Sätzen auf mich zu. Ich konnte mich nicht bewegen, war wie gelähmt vor Entsetzen. Alles ging so schnell! Du, Min Teng, sprangst von deinem Pferd, zogst deinen Dolch und warfst dich mit einem Schrei dem Tiger entgegen. Die Pferde stürmten vor Angst wild davon. Tschuang Tse und ich konnten uns nur mit Mühe in den Sätteln halten. Es gelang mir trotzdem, einen Blick zurückzuwerfen. Ich sah, wie der Tiger deinen leblosen Körper ins Unterholz schleifte. Er hatte dich getötet«, sagte Yu Lin.

»Wir kehren sofort um!« entschied Tschuang Tse mit leiser, aber ungewohnt eindringlicher Stimme. »Steigt auf eure Pferde!«

Die Flüchtlinge ritten so schnell zurück, wie der schmale Waldweg es ihnen ermöglichte, bis er sich nach mehreren Meilen mit einem anderen Weg kreuzte. Sie wählten die Abzweigung nach Osten, die sich nach kurzer Zeit verbreiterte, so daß sie eine längere Zeit zügig reiten konnten, bis sie abermals auf eine Gabelung stießen, an der sie ihren Weg nach Norden wieder aufnahmen.

Min Teng fragte sich, ob Yu Lin die unmittelbare Zukunft gesehen hatte, in der ihre Angst bestätigt worden war, daß der erste Mann, den sie liebte, wegen seiner Liebe zu ihr einen gewaltsamen Tod erlitt. Hatte die Gabe des Wahrträumens sie in einen Traum fallen lassen, der ihr offenbarte, wo und wann die Gefahr lauerte? Hatte dieser Traum ihr gerade noch rechtzeitig diejenige Stelle der unsicheren Brücke über dem tiefen Abgrund gezeigt, die unter ihrem Gewicht nachgegeben hätte, um sie vermeiden zu können? War es Yu Lin, die womöglich sein Leben gerettet hatte? War es ihre Gabe? War es der Himmel, der ihr diese Gabe geschenkt hatte? Oder war es das Tao, das alles im Himmel und auf der Erde lenkte?

Nach und nach wurde es wieder ruhiger in Min Tengs Geist, in dem seine Gedanken wie eine Schar aufgescheuchter Vögel umherflatterten.

Zurück blieb schließlich Stille – und die immer mehr zu einer Gewißheit werdende Ahnung, daß er einem tödlichen Schlag des Schicksals ausgewichen war, weil eine höhere Macht ihre schützende Hand über die Liebe gehalten hatte, die ihn mit Yu Lin verband.

DIE QUELLE DER WEISHEIT

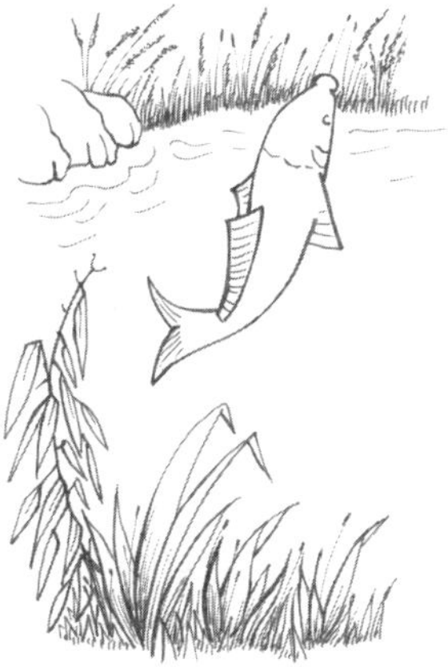

Da der eingeschlagene Waldweg sich als eben und breit erwies, konnten die Flüchtlinge lange ohne Unterbrechung im Trab und im Galopp reiten und einen weiteren großen Teil der Strecke zum Grenzfluß an einem Stück zurücklegen, ohne einer Menschenseele zu begegnen.

Am Nachmittag hielten sie die erste und einzige Rast des Tages. Sie gingen mit ihren Pferden so weit ins Unterholz hinein, bis sie vom Weg aus nicht mehr zu sehen waren, und ließen sich am Ufer eines Baches nieder, der sich durch den Wald schlängelte.

Nachdem sie die Pferde getränkt, an Baumstämmen festgebunden und schweigend von Mo Tschens Proviant gegessen und getrunken hatten, sahen sie, wie ein Fisch im Bach in die Höhe sprang, ins Wasser zurückfiel, ein zweites Mal in die Höhe schnellte und wieder ins Wasser platschte.

»Vor Jahren ging ich einmal mit meinem Freund Hui Tse am Ufer eines Flusses spazieren«, erinnerte sich Tschuang Tse. »Ich sagte zu ihm: ›Sieh nur, wie lustig die Fische aus dem Wasser herausspringen! Das ist die Freude der Fische!‹ Hui Tse, nie um eine Spitzfindigkeit verlegen, hielt mir entgegen: ›Du bist kein Fisch, wie willst du die Freude der Fische kennen?‹ Daraufhin erwiderte ich: ›Du bist nicht ich, wie willst du wissen, daß ich die Freude der Fische nicht kenne?‹ Hui Tse wiederholte seinen Einwand, daß ich kein Fisch sei und deshalb die Freude der Fische nicht kennen könne. Ich entgegnete, daß man kein Tier sein müsse, um die Freude eines Tieres zu erkennen.«

»Ich dachte bislang immer, daß Fische aus dem Wasser in die Höhe springen, um Insekten zu fangen, die dicht über der Wasseroberfläche fliegen«, sagte Min Teng.

»Und wenn es so wäre, würdest du sicherlich nicht abstreiten, daß es den Fischen Freude macht, auf diese Weise Nahrung zu erbeuten«, erwiderte Tschuang Tse mit einem Schmunzeln.

Yu Lin lachte auf, und Min Teng atmete tief durch vor Erleichterung darüber, daß sie ihre Heiterkeit wiedergefunden hatte.

»Wie endete dein Gespräch mit Hui Tse?« fragte er.

»Ich bat ihn, zum Ausgangspunkt zurückzukehren! Er hatte mich gefragt, wie ich die Freude der Fische kennen könne. Dabei wußte er ganz gut, daß ich sie kenne, und fragte mich dennoch. Also sagte ich ihm, was er ohnehin schon wußte: daß ich die Freude der Fische dank meiner eigenen Freude beim Wandern am Fluß kenne.«

Tschuang Tses Blick schweifte mit offensichtlichem Entzücken über die Stämme und Kronen der Waldbäume, von denen viele eine beeindruckende Höhe erreicht hatten.

»Du liebst Bäume!« stellte Yu Lin fest.

Tschuang Tse nickte und lächelte mit kindlich anmutender Freude. »Ja, ich liebe sie sehr. Sie gehören zu den wunderbarsten Geschöpfen unter dem Himmel. Ihre Friedfertigkeit, ihre Sanftmut und Schönheit berühren und beglücken mich tief. Vor vielen Jahren fragte mich ein Zimmermann, der in meiner Nachbarschaft wohnte, ob ich ihm einen Gefallen erweisen könnte. Er hatte starke Schmerzen in seiner rechten Schulter und konnte deshalb die Bäume nicht fällen, deren Holz er brauchte. Er kannte mich nicht gut genug, und deshalb bat er mich, für ihn diese Bäume zu schlagen, und bot mir ein wenig Geld dafür an. Ich hatte damals kein Geld und nur wenig zu essen, aber ich hätte es nie übers Herz gebracht, auch nur einen einzigen Baum zu fällen. Mein Nachbar verstand mich nicht, aber wie hätte er mich auch verstehen sollen? Mich zu verstehen, hätte für ihn bedeutet, seinen Beruf aufzugeben.«

Die Flüchtlinge standen auf und gingen zu den Pferden, um ihre Reise fortzusetzen. Während Tschuang Tse und Min Teng sich anschickten, sie loszubinden, griff Yu

Lin unvermittelt in ihre Satteltasche und zog das Buch des Lao Tse daraus hervor. Sie schlug es willkürlich auf und las die Zeilen, die sie auf diese Weise gefunden hatte: »Das Tao ist überströmend und überall. Alle Dinge verdanken ihm ihr Dasein, doch das Tao betrachtet sie nicht als sein Eigentum. Es ernährt und kleidet alle Dinge und Lebewesen, aber tritt nicht als ihr Herr auf. Darum mag man es als klein bezeichnen. Weil aber alles vom Tao abhängt, ohne es zu wissen, muß man es als groß bezeichnen. Der Mensch des Tao beansprucht keine Größe, und deshalb bringt er Großes zustande.«

»Immer schlägst du das Buch des Lao Tse so auf, daß der Zufall entscheidet, welche Stelle du findest«, sagte Min Teng. »Gibt es einen Spruch, der dir der liebste ist?«

Yu Lin lächelte sanft. »Am tiefsten berührt mich der zwanzigste.«

»Dann lies ihn uns vor!«

Yu Lin blätterte in dem Buch und erfüllte Min Tengs Bitte: »Der Verstand kennt keine Weisheit, das Denken keine Stille. Klug reden und vernünftig handeln: Was taugt es, wenn es nicht von Herzen kommt? Warum sollte ich schätzen, was andere schätzen, und meiden, was andere meiden? Alle Menschen sind so aufgeregt und ausgelassen, sie gehen zur Opferung des Ochsen und zur Feier des Frühlingsfestes. Ich bleibe still und unberührt von ihrem Treiben, wie ein kleines Kind, das noch nichts weiß. Ich kenne keinen Ort, zu dem ich gehen will, wie jemand, der keine Heimat hat. Die Menschen besitzen, was sie brauchen; ich besitze nichts und gehe ziellos umher mit dem Herzen eines Narren und leerem Geist. Die Menschen wirken so klar und hell, doch ich bin verborgen und dunkel. Sie wirken so scharfsinnig und klug, doch ich bin schlicht und einfältig. Eifrig verfolgen sie ihre Zwecke und Absichten, doch ich weiß von nichts und bin müßig wie ein Bettler. Wie eine Meereswelle lasse ich mich treiben, wie eine Feder im Wind. Anders bin ich als die Menschen, fremd und sonderbar in ihren Augen. Doch das Tao versorgt und beschenkt mich.«

»Warum berührt dich diese Stelle so tief?«

»Vielleicht, weil ich mich selbst in diesen Worten Lao Tses wiederfinde«, antwortete Yu Lin auf Min Tengs Frage. »Auch ich habe mich oft wie ein Mensch gefühlt, der keine Heimat hat. Das emsige Verfolgen von Zielen und Absichten war mir schon immer fremd, und manche Menschen empfanden mich deshalb als sonderbar. Tief in mir spürte ich, daß die höchsten Güter des Lebens nicht mit Fleiß und Mühe zu erreichen sind, sondern mit offenem Herzen und absichtsloser Seele. Von Zeit zu Zeit kamen mir dennoch Zweifel. Lao Tses Worte halfen mir, diese Zweifel abzuwerfen. Und auch wenn ich mich manchmal wie eine Feder im Wind fühlte, hatte ich niemals Angst, meinen Weg zu verlieren.«

»Ich habe auch nie befürchtet, meinen Weg zu verlieren, aber wohl deshalb, weil ich ihn noch nicht gefunden hatte«, gestand Min Teng. »Ich sagte mir, daß ich mit der Zeit schon erkennen würde, wohin mich das Schicksal führen will. In der Obhut meiner Familie fühlte ich mich sicher und geborgen. Als mein Vater starb, verlor ich das Gefühl der Sicherheit. Und als meine Mutter vor Kummer erkrankte und ihm in den Tod folgte, fiel das Haus meiner Geborgenheit in sich zusammen und begrub mich unter namenloser Trauer und Einsamkeit. Mein Leben schien zu enden, bevor es eigentlich begonnen hatte. Als Hauptmann Feng mich dann in die Palastwache des Fürsten aufnahm, war ich dankbar dafür, daß ein starker Mann mir seine Hand reichte und mir vom Boden aufhalf. Ich versuchte, meiner Aufgabe so gut wie möglich gerecht zu werden, und fand schließlich neuen Halt in ihr.«

»Hast du denn nie daran gedacht, daß deine Aufgabe darin bestand, andere Menschen zu töten?« fragte Yu Lin.

»Ich habe oft daran gedacht, doch ich sagte mir, daß ich im Fall eines Kampfes niemanden angreifen, sondern mich nur gegen Angreifer verteidigen würde. Wie sollte ich ahnen, daß Hauptmann Feng mich eines Tages ausschicken würde, um einen wehrlosen Mann zu töten!«

Min Tengs Blick fiel auf das Buch des Lao Tse in Yu Lins Hand. »Ich wollte, ich könnte selbst darin lesen.«

Yu Lin blickte ihn überrascht an. »Du kannst nicht lesen?«

Min Teng senkte beschämt den Kopf.

»Ich werde dir die Schriftzeichen beibringen«, versprach sie, »und wenn du sie beherrschst, wirst du mir aus dem Buch des Lao Tse vorlesen.«

Min Teng hob den Kopf und schenkte Yu Lin einen strahlenden Blick der Dankbarkeit.

Wieder sprang ein Fisch aus dem Bach in die Höhe und fiel mit einem Platschen ins Wasser zurück.

»Dieser Fisch ist freier als die allermeisten Menschen«, sagte Tschuang Tse.

»Solange er nicht in das Netz eines Fischers gerät«, entgegnete Min Teng.

»Ja, doch seine Aussichten auf ein langes Leben in Freiheit sind gut, während die Menschen im allgemeinen in ihrem Denken und Handeln gefangen sind wie Fische in einem Netz, gefangen in ihrem Unwissen darüber, daß man mit dem Denken nicht über das Denken hinausgelangt, wie man mit dem Handeln nicht über das Handeln hinausgehen kann. Den Weg zum Tao findet man nur im Nichtdenken und Nichthandeln, und deshalb begehen ihn so wenige, denn die gewöhnlichen Menschen meiden die Muße. Gedankenfrei und tatenlos im Augenblick zu verweilen, erscheint ihnen als Zeitvergeudung, als Faulenzerei, bei der sie eine innere Leere fühlen, die ihnen unangenehm und unheimlich ist. Doch gerade diese Leere ist der Eingang ins Haus der höchsten Wahrnehmung. Tiefer als die tiefsten Gedanken geht das innere Schweigen. Besser als die besten Erkenntnisse ist die vollkommene Stille im Geist. Gedanken und Erkenntnisse sind nur Begleiter zu der Tür, hinter der sich ein grenzenloser Raum der Weisheit öffnet, in dem das Leben mit sich eins ist und sein ursprüngliches Wesen genießt.«

»Warum meiden so viele Menschen die Muße, obwohl sie die Quelle der Weisheit ist?« fragte Yu Lin.

»Es gab einmal einen Mann«, sagte Tschuang Tse, »der sich sehr über den Anblick seines eigenen Schattens ärgerte und so unglücklich über seine eigenen Schritte war, daß er beschloß, seinen Schatten und seine Schritte hinter sich zu lassen. Er sagte sich: Ich laufe ihnen einfach davon! So stand er auf und begann zu laufen. Aber jedesmal, wenn er seinen Fuß aufsetzte, hatte er wieder einen Schritt getan, und sein Schatten folgte ihm mühelos. Er sagte sich: Ich muß schneller laufen! Also lief er schneller und schneller, und er lief so lange, bis er tot zu Boden fiel. Wäre er in den Schatten eines Baumes getreten, so wäre er seinen eigenen Schatten losgeworden, und hätte er sich hingesetzt, hätte es auch keine Schritte mehr gegeben. Aber darauf war er nicht gekommen.«

»Willst du damit sagen, daß die Menschen nicht zur Muße finden, weil sie vor sich selbst davonlaufen?«

»Wer fähig ist, in Muße zu leben, pflegt sie so oft wie möglich«, antwortete Tschuang Tse auf Min Tengs Frage. »Wer nicht dazu fähig ist, kann die Muße nicht ertragen und flüchtet vor ihr in unentwegte Tätigkeiten, ohne die Sinnlosigkeit seiner Flucht zu erkennen. Nur wenige Menschen vermögen, in der lauten Betriebsamkeit der Welt zu leben, ohne sich von ihr anstecken zu lassen. Nur den wenigsten gelingt es, den Erfordernissen der Welt gerecht zu werden, ohne ihr wahres Wesen und ihre innere Stille zu verlieren. Sie schöpfen ihre Weisheit aus ihrer eigenen Seele, aber sie weisen keinen guten Gedanken zurück, bloß weil er von einem anderen kommt. Sie leben, wie alle Menschen, von den Gaben der Erde, doch ihr Glück schenkt ihnen der Himmel. Sie streiten sich nicht um Gewinn und Ruhm und Ehre und lassen sich nicht ein auf die Seltsamkeiten, Geschäfte und Pläne der anderen. Sie sind frei und einfach in allem, was sie tun. Wer Weisheit in seinem eigenen Inneren trägt, geht in Verborgenheit und hat Licht in sich selbst. Wer darauf aus ist, Geld und Besitztümer zu sammeln, ist nur ein Krämer. Die Menschen sehen, wie er auf den Zehenspitzen steht, während er glaubt, sie alle zu überragen. Wer in der Welt etwas erbeuten will, wird zur Beute der Welt. Wer von der Welt erbeutet wurde, kann nicht einmal mehr sein eigenes Wesen gelten lassen. Wie sollte er da andere Menschen anerkennen? Doch wer die anderen nicht gelten lassen kann, wird von niemandem geliebt, und wer nicht geliebt wird, ist ein verlorener Mensch.«

Ein Blick in die Zukunft

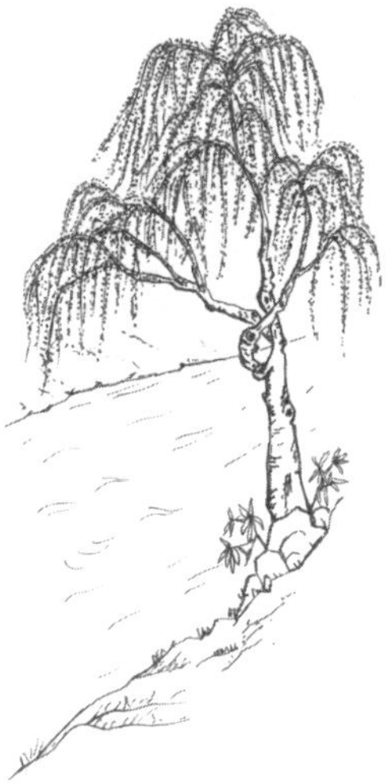

Die Flüchtlinge wollten gerade ihre Pferde losbinden, um ihre Reise fortzusetzen, als sie das näher kommende Geräusch galoppierender Pferde hörten.

»Wartet hier auf mich! Ich will einen Blick auf die Reiter werfen«, sagte Min Teng und bewegte sich mit schnellen Schritten auf den Waldweg zu, bis er sich hinter einem dichten Gebüsch versteckte, durch das er den Weg beobachten konnte, ohne Gefahr zu laufen, dabei entdeckt zu werden.

»Es waren fünf Männer«, berichtete er, nachdem er zu Tschuang Tse und Yu Lin zurückgekehrt war. »Sie kamen von Norden, sahen aus wie Wegelagerer und führten zwei Pferde mit sich, die sie wohl erbeutet haben. Vielleicht sind auch zwei von ihnen bei einem Kampf ums Leben gekommen, und die anderen haben ihre Pferde mitgenommen.«

»Wie es sich auch verhalten mag: Wir können von großem Glück reden, daß wir ihnen nicht in die Hände gefallen sind!« stellte Tschuang Tse fest.

»Wir wären ihnen in die Hände gefallen, wenn wir unsere Rast früher beendet hätten«, sagte Min Teng.

»Wir haben sie nicht früher beendet, weil Yu Lin das Buch Lao Tses aus der Satteltasche gezogen und uns daraus vorgelesen hat«, bemerkte Tschuang Tse. »Wenn zwei Männer und eine Frau reisen, sollte es so sein, daß die Männer sie vor Gefahren beschützen. Ich habe den Eindruck, daß es bei uns andersherum ist.«

Yu Lin senkte verlegen den Blick.

Min Teng spürte, wie seine Gefühle zu ihr aus der Tiefe der Seele in seine Augen aufstiegen, je länger er sie ansah. Als hätte sie es wahrgenommen, hob sie den Blick und schaute ihm ins Gesicht. Vom Zauber des Augenblicks gebannt, waren sie ganz Auge füreinander und vergaßen für eine Weile die Zeit und auch Tschuang Tse, der seine in Liebe vereinten Begleiter lächelnd betrachtete und sich an ihrem Glück erfreute.

Schließlich banden die Flüchtlinge ihre Pferde von den Baumstämmen los, führten sie auf den Waldweg zurück und setzten die Reise nach Norden fort.

Sie waren noch nicht lange geritten, als sie unweit des Weges auf dem Waldboden die Leichen zweier

Männer mittleren Alters entdeckten, deren Leben mit Schwerthieben zerstört worden war – allem Anschein nach erst vor kurzer Zeit.

»Sie sind den fünf Reitern zum Opfer gefallen, denen wir entgangen sind, und wurden von ihnen ermordet und ausgeraubt«, brach Min Teng das betroffene Schweigen. »Die Wegelagerer haben sich ihre Pferde und ihren Besitz angeeignet. Nicht einmal die Schuhe haben sie ihnen gelassen. Die Toten tragen die Kleidung von Kaufleuten, aber vielleicht waren sie auch Schmuggler.«

»Was in gewisser Weise auf das gleiche herauskäme«, sagte Tschuang Tse. »Kaufleute und Schmuggler erzielen dadurch Gewinne, daß sie Waren billig einkaufen und teuer verkaufen. Kaufleute bewegen sich dabei innerhalb der Landesgesetze, Schmuggler handeln außerhalb dieser Vorschriften. Darin unterscheiden sie sich, doch beide können sie Opfer derer werden, die sich außerhalb der Gesetze des Herzens bewegen.«

»Wann werden die Menschen lernen, das Leben der anderen zu achten?« fragte Yu Lin mit trauriger Stimme.

»Niemals«, prophezeite Tschuang Tse.

Als Yu Lin einen zweiten Blick auf die ermordeten Männer warf, veränderte sich ihr mitfühlender Gesichtsausdruck. Zur Überraschung ihrer Begleiter stieg sie von ihrem Pferd, ging mit langsamen Schritten auf die Leichen zu und betrachtete ihre Gesichter aus der Nähe.

»Kennst du diese Männer?« fragte Min Teng.

Yu Lin schien seine Frage nicht zu hören, zumindest reagierte sie nicht darauf.

Erst nach einer Weile wandte sie sich um, kam mit ernster Miene zurück und stieg auf ihr Pferd. »Ich kenne sie nicht, aber ich habe ihre Gesichter schon einmal gesehen – in einem meiner ersten Wahrträume. Diese beiden Männer haben die vierzehnjährige Tochter des Fischers in dem Wald nahe der Stadt He Jing mißhandelt und getötet.«

»Es ist gut zu wissen, daß das gleichgültige Schicksal manchmal doch für Gerechtigkeit sorgt«, sagte Min Teng.

Nachdem die Reisenden eine Weile schweigend nebeneinander geritten waren, wandte sich Min Teng an Tschuang Tse: »Wie möchtest du, wenn der Tod dich aus dem Leben reißt, bestattet werden?«

»Noch lebe ich, Min Teng, und jenseits des Flusses, den wir hoffentlich bald überqueren werden, kann ich ein weitaus höheres Alter erreichen als in diesem Land. Und wenn schließlich die Zeit der Heimkehr für mich kommt, ist es mir einerlei, wie ich bestattet werde. Himmel und Erde werden mein Sarg sein, Sonne und Mond mir als Totenlaternen leuchten, die Sterne werden meine Perlen und Edelsteine sein. Die ganze Schöpfung wird mir das Trauergeleit geben. Was können Menschen dem hinzufügen?«

»Aber wenn du nach deinem Tod nicht beerdigt wirst, werden die Krähen und Weihen sich um deinen Körper streiten.«

Tschuang Tse lächelte. »Wenn ich nicht beerdigt werde, wird mein Körper den Krähen und Weihen als Nahrung dienen. Wenn ich beerdigt werde, werden sich die Würmer und Ameisen von meinem Leichnam ernähren. Den einen es nehmen, um es den anderen zu geben – warum so parteiisch sein?«

»Was bedeutet der Tod für dich?« fragte Yu Lin den Weisen.

»Nach einem Leben in der heiteren Gelassenheit des Tao ist auch der Tod voll heiterer Gelassenheit.«

Ohne weitere Worte zu wechseln, setzten die Flüchtlinge ihren Weg zügig fort und erreichten am späten Abend das Ziel ihrer Flucht: den Grenzfluß Hu Yong, in dessen Wasser sich das Licht des Mondes spiegelte.

»So fließt alles dahin, wie dieser Fluß, ohne Aufenthalt, Tag und Nacht«, sagte Tschuang Tse.

Umfangen von der tiefen Stille des Waldes, verharrten sie eine Weile am Ufer, als wollten sie sich von dem Reich Sung und allem, was sie damit verbunden hatte, endgültig verabschieden.

Schließlich lenkten sie ihre Pferde in das seichte Wasser und überquerten den Grenzfluß.

»Wir können von Glück reden, daß wir unversehrt ins Land Wei gelangt sind«, stellte Min Teng fest, nachdem sie das andere Ufer erreicht hatten.

»Ja, das können wir«, stimmte Tschuang Tse zu.

»Ich wußte, daß zumindest du am Ziel unserer Flucht ankommen würdest«, sagte Yu Lin zu dem Weisen. »Wie hättest du sonst das Buch schreiben können, das du eines Tages schreiben wirst?«

»Wie kannst du dies wissen?« fragte Min Teng.

»In dem Wahrtraum, den ich in der vorletzten Nacht hatte, haben die beiden Zwangsarbeiter von einer großen Bücherverbrennung gesprochen, die der Erste Erhabene Gottkaiser angeordnet hat.«

»Ich erinnere mich daran«, bemerkte Tschuang Tse. »Wir sollten diesen erbärmlichen Schurken nicht Erster Erhabener Gottkaiser nennen. Nur ein verbrecherischer Tyrann läßt die geistigen Schätze seines Volkes verbrennen!«

»Das war auch die Ansicht der beiden Männer. Sie waren über diese Bücherverbrennung maßlos empört, aber sie hatten die Hoffnung, daß es im neuen Großreich mutige Menschen gab, die ihr Leben aufs Spiel setzen würden, um zumindest die beiden bedeutendsten Bücher der Geschichte vor den Flammen zu retten.«

»Welche Werke meinten sie damit?« fragte der Weise.

Yu Lin lächelte und sagte: »Das Buch des Lao Tse und das Buch des Tschuang Tse.«

NACHWORT

Man kann Tschuang Tse als einen Philosophen oder Denker, als einen Weisen oder Dichter bezeichnen, aber er war vor allem ein Mystiker, dem die unmittelbare Erfahrung der höchsten Wirklichkeit jenseits der Verstandesgrenzen zuteil wurde.

Wie sein griechischer Zeitgenosse Diogenes hielt Tschuang Tse sich in seinem Empfinden, Denken und Handeln von der Gesellschaft und ihren Wertmaßstäben fern. Er betrachtete die Zwänge der Moral, der Pflichten und Bräuche als einen verhängnisvollen Irrweg und verschrieb sich einem freien, natürlichen und freudigen Leben in Einklang mit den ewigen Gesetzen der Natur: dem Tao.

Tschuang Tse kleidete seine Erkenntnisse gern in Gleichnisse, kleine Erzählungen und philosophische Zwiegespräche. Das ihm zugeschriebene, größtenteils erst nach seinem Tod von Anhängern seiner Lebensanschauung zusammengetragene Werk *Das wahre Buch vom südlichen Blütenland* ist – nach dem *Tao Te King* von Lao Tse – die zweite Quelle, das zweite Hauptbuch des Taoismus, durch das die taoistische Mystik ihre volle Blüte erreichte.

Das *Tao Te King* wird in diesem am Ende des vierten

Jahrhunderts vor unserer Zeitrechnung spielenden Roman stets als das Buch des Lao Tse bezeichnet, weil es erst etwa hundertfünfzig Jahre später den Titel *Tao Te King* von dem Kaiser Jing der Han-Dynastie verliehen bekam. Heute gilt es als das nach der Bibel meistübersetzte Buch aller Zeiten.

Weniger bekannt ist das Werk *Das wahre Buch vom südlichen Blütenland*, dessen erste sieben Kapitel von Tschuang Tse verfaßt wurden; die weiteren sechsundzwanzig Kapitel stammen von anderen Urhebern, deren Bestreben es war, Tschuang Tses geistigem Weg zu folgen. Diese zu den großen Weisheitsbüchern der Welt zählende Textsammlung wurde jahrhundertelang schlicht als *Tschuang Tse* bezeichnet, was sich erst zur Zeit der Tang-Dynastie im achten Jahrhundert änderte, als Tschuang Tse so bekannt war, daß selbst Kinder auf der Straße ihn zitiert haben sollen. Sein Geburtsort Mong trug zu dieser Zeit den Namen Nan Hua (südliches Blütenland), und daher erhielt Tschuang Tse im Jahre 742 auf kaiserliche Anordnung den Titel *Der wahre Mensch vom südlichen Blütenland*; sein Werk wurde von nun an *Das wahre Buch vom südlichen Blütenland* genannt.

Während die geschichtliche Existenz des Lao Tse heutzutage als ungewiß angesehen wird, ist Tschuang Tse mit Sicherheit eine historische Persönlichkeit. Er gilt als einer der wichtigsten Philosophen und Dichter der chinesischen Kultur, der uns Gedanken von zeitloser Tiefe und Weisheit hinterlassen hat.

In meinen Augen ist Tschuang Tse einer der freiesten Denker und einer der bedeutendsten Weisen der Menschheitsgeschichte, der sein Wissen um das Unsagbare (im Bewußtsein seiner Unsagbarkeit) der Nachwelt mitgeteilt hat, auf gleichnishafte, dichterische Weise – was nicht überrascht, denn tiefste Weisheit hüllt sich gern in Poesie.

Tschuang Tse (auch Dschuang Dsi, Chuang Tzu oder Zhuangzi geschrieben) lebte von 369 bis 286 v. u. Z. im Staat Sung südlich des Gelben Flusses in der »Zeit der streitenden Reiche«, einer wirren Epoche, die von 475 bis 221 v. u. Z. andauerte und von ständigen Kriegen geprägt war.

Zu Beginn dieses Zeitalters existierten in den heutigen chinesischen Gebieten mehr als ein Dutzend Königs- und Fürstenstaaten, die gegeneinander um die Vorherrschaft rangen und sich in der Mitte dieses Zeitraums auf die sieben stärksten Reiche verringerten. Heere mit Hunderttausenden von Soldaten bekämpften sich mit immer neuen Strategien und Waffen.

Diese kriegerische Zeit war zugleich eine Epoche der Erneuerungen und Veränderungen. Alte Traditionen verwelkten, neue Ideen entstanden und konkurrierten miteinander. Philosophie, Literatur und Wissenschaft blühten auf, der Handel entwickelte sich mit großen Schritten, viele der heutigen chinesischen Städte wurden gegründet.

Über Tschuang Tse, den bedeutendsten Weisen der Epoche der streitenden Reiche, ist nur sehr wenig überliefert, und was man über sein Leben weiß, ist bruchstückhaft und historisch nicht völlig gesichert. Das Angebot eines Königs, sein Minister zu werden, hat er angeblich abgelehnt – wie alle hohen Staatsämter, die ihm mehrfach angetragen wurden. Als Strohsandalenmacher soll er seinen Unterhalt verdient und in einem Lackbaumgarten zeitweilig einen unbedeutenden Posten bekleidet haben. Möglicherweise hat er auch eine Weile als Bibliothekar gearbeitet.

Sein Leben lang zog er die Armut in Freiheit und Muße den Verpflichtungen und Abhängigkeiten einer einträglichen, gesellschaftlich angesehenen Stellung vor.

Fünfundsechzig Jahre nach Tschuang Tses Tod gelang es dem Reich Tjin (Qin), die anderen Staaten zu besiegen und unter seine Herrschaft zu zwingen. Die gewaltsame Vereinigung der streitenden Reiche im Jahr 221 v. u. Z. gilt als Ende der chinesischen Antike und Beginn des Zeitalters der Kaiserdynastien.

Erst seit diesem Zeitpunkt wurde das von nicht enden wollenden Kriegen gezeichnete, blutgetränkte Land China genannt, dessen erster Kaiser Tjin Schi Huangdi (Qin Shi Huang Di) den Bau der Chinesischen Mauer befahl und im Jahr 213 v. u. Z. eine große Bücherverbrennung anordnete, durch die ein Teil des historischen, literarischen und philosophischen Wissens der vorchinesischen Reiche für immer vernichtet wurde.

Von den etwa dreißig Millionen Einwohnern des ersten chinesischen Kaiserreiches starben unter der Herrschaft Tjin Schi Huangdis weit mehr als zwei Millionen durch Hinrichtung oder Zwangsarbeit.

Schon im ersten Jahr seiner tyrannischen Herrschaft gab der Kaiser ein riesiges Mausoleum in Auftrag, nach dessen Fertigstellung die Konstrukteure und die Arbeiter auf Befehl des Kaisers lebendig begraben wurden, damit sie ihr Wissen über den Aufbau des Grabmals nicht verraten konnten. Dieses Mausoleum weist neben dem Bestattungshügel zahlreiche große Gruben mit Grabbeigaben auf, zu denen rund achttausend lebensgroße, aus Terrakotta gefertigte Soldaten zählen, die den Tyrannen als schützende Armee in das Leben nach dem Tod begleiten sollten. Die Armee dieser Soldaten aus Ton wurde 1974 beim Ausschachten eines Brunnens entdeckt und gilt seit ihrer vollständigen Ausgrabung als das achte Weltwunder.

An einem Tag im Juli 2007 kippten beim Aufräumen meiner Bücherregale als Folge einer ungeschickten Handbewegung mehrere Bücher von einem Brett in Kopfhöhe. Unwillkürlich versuchte ich, sie alle aufzufangen, doch es gelang mir nur mit einem: einer Sammlung von Geschichten und Gleichnissen des chinesischen Weisen Tschuang Tse. Dieses schmale Buch fiel mir buchstäblich in die Hände, während die anderen auf dem Boden landeten.

Ich schlug es beiläufig auf, las ein paar Seiten, war (nicht zum ersten Mal) fasziniert – und fühlte mich unwiderstehlich inspiriert, einen Roman über Tschuang

Tse und seine Weisheit zu schreiben, obwohl ich mir fest vorgenommen hatte, in diesem Sommer kein längeres Manuskript zu beginnen.

In der Regel sucht ein Schriftsteller nach einem Thema für einen Roman. In diesem Fall hatte das Thema mich gesucht – und gefunden. Das Buch mit den Texten von Tschuang Tse fiel aus meinem Regal, fiel mir »zufällig« zu, ich fing es mit einer Reflexbewegung auf, öffnete es – und etwas öffnete sich in mir. Hätte ich nicht dieses Buch, sondern ein anderes oder gar keins aufgefangen, wäre dieser Roman nicht entstanden.

Ich danke Barbara Heinzius für ihre freundliche Unterstützung und Catherine Ducloux für ihre Anteilnahme, Hilfe und ihre wundervollen Illustrationen.

Hans Kruppa
Bremen, im Juli 2018